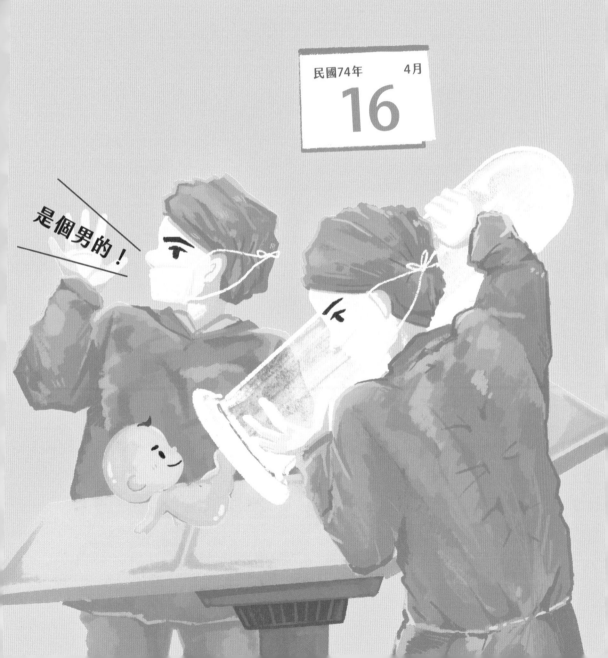

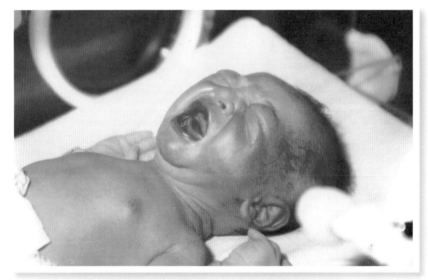

▲民國74年4月16日，臺北榮總培育國內第一例「試管嬰兒」成功，這名甫出世的張小弟驚天一哭，宣示我國培育試管嬰兒邁向康莊。（陳樹基／提供）

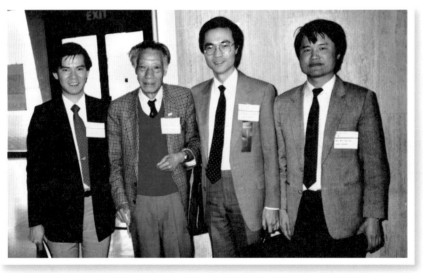

▲民國73年，美國生育醫學會表揚試管嬰兒鼻祖張明覺教授，張教授早在民國48年即培育試管兔寶寶成功，帶動人類試管嬰兒科技的研發，與會的國內醫師與他合影留念，左起陳樹基、張明覺、曾啟瑞、劉英介。（陳樹基／提供）

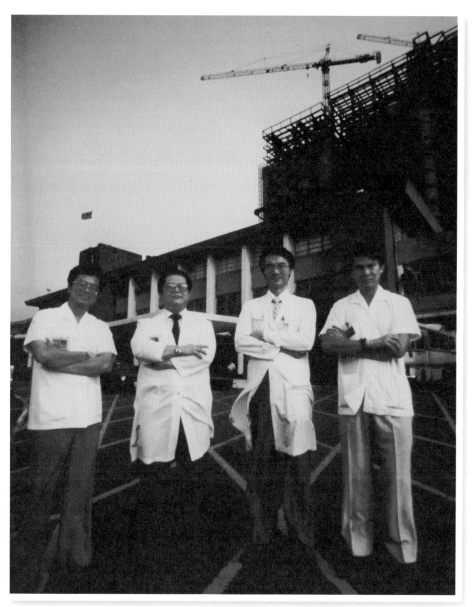

▲民國74年，成功培育國內第一例試管嬰兒的臺北榮民總醫院團隊主力於院前合影，右起為陳樹基醫師、曾啟瑞醫師、張昇平主任、趙湘台醫師。（北醫綠杏社／黃緯元、王迎椿）（陳樹基／提供）

〔推薦序一〕
加強醫學倫理教育 刻不容緩

　　1975 年（民國 64 年）我曾加入「美國生育協會」（The American Fertility Society），每月會收到薄薄一本火紅色的雜誌《Fertility and sterility》（生育與絕育），三年後，全球第一位試管嬰兒在英國誕生，雜誌突然變厚。我每年裝訂一次，30 年下來，《生育與絕育》幾乎佔滿我書房書架的兩層，鮮艷而亮麗。

　　現屬祖父級醫師的我，回憶當年婦產科的各次專科尚未被認證，從接生到婦癌手術、由女性泌尿至內分泌生殖，凡與婦女相關的疾病，通通要管；加上身兼教職，工作確實非常非常繁忙，火紅色雜誌基本上被束之高閣，僅偶爾臨時抱佛腳翻翻，結果當然就離進步最多、最快的不孕次專科越來越疏遠。面對慕名求子的患者，必須自謙外行，立即轉介出去；至 70 歲決定退休前，乾脆忍痛將全部醫學書籍一丟了結，只是午夜夢迴仍會感嘆何其可惜呀！

　　這就是科技進步的實際寫照，才短短半個世紀，醫學的進步如此令人驚嘆。同為婦產科醫師，若非同一次專科，就已隔行如隔山；即便是同一次專科，若無團隊或是 AI 的協助合作，單打獨鬥的醫師也將因知識或技能的不足受到質疑。所以好的醫療團隊將取代名醫，成為病患追求的對象，我最近在醫療院所注意到「Our work is team work」的立牌，不得不自嘆「長日已盡」。

　　樹基小我 15 歲，但已是臺灣生殖醫學最合格的見證人，原因是

1985 年（民國 74 年）臺灣第一位試管嬰兒誕生時，他就是北榮團隊的主要成員，而且他一生鑽研其中，未曾一日脫離；更重要的是他為人正直，與人為善，但堅持公義。在他仍屬壯年之際，承擔起撰寫《臺灣試管嬰兒發展史》的責任，令我萬分感佩。本擬以年邁智愚為由推卸作序之責，但看完書稿後，不但重獲丟失 40 年的生殖醫學基本知識，更瞭解到國內生殖醫學的最新生態，忍不住在此提出幾點淺見，請同道翹楚們指教。

（一）生殖醫學是婦產科近年進步最快速的次專科，因 1978 年（民國 67 年）首位試管嬰兒的誕生，使培育她成功的羅伯特・愛德華茲（Roberts G. Edwards）教授獲得諾貝爾生醫獎。1985 年（民國 74 年）4 月北榮團隊成功培育臺灣第一位試管嬰兒；同年底在宋永魁教授的調和下，「中華民國不孕症醫學會」成立，網羅當時各大醫院的婦產科菁英。

1990 年（民國 79 年）隨著島內民主競爭的副作用，不孕次專科分裂為「中華民國生育醫學會」及「臺灣生殖醫學會」，但也因民主競爭的正作用，使此次專科欣欣向榮，知識上快速與先進國家齊頭並進。到偏社會主義的全民健保實施後，不孕症被排除在外，成為自費醫療的項目，於市場經濟下，這項次專科的菁英們有了收錢的特權，有能力隨時取得生殖醫學最尖端的科技及設備；私人不孕診所也相繼加入競爭，成為許多國外不孕者追求價廉物美的天堂，更使我國曾被列為全球八大著名試管嬰兒中心之一，由此可見政府政策對市場影響的巨大。

（二）醫學是一種科學、一種藝術，生殖科學的部份仍存在於基礎醫學中，國內投入其中的人員與金錢顯然並不多，故少見創新與成就；國內婦產科從事不孕科的醫生應屬生殖科技人才，並具

　　有合乎世界水準的臨床知識及技術。1993 年（民國 82 年），宋永魁教授領導林口長庚團隊，結合副睪丸取精、卵內單一精蟲顯微注射及冷凍胚胎三技術，使男性不孕症者的妻子成功生育，為世界首例的新科技；2001 年（民國 90 年）曾啟瑞醫師領導的北醫團隊完成世界第一例自體粒線體轉殖成功受孕，則為具科學思維的創新；真正的成就是，臺灣地區培育出許多傑出的生殖醫學臨床團隊，包括北榮團隊：張昇平、陳樹基、曾啟瑞、趙湘台、李新揚；臺大團隊：楊友仕、連義隆、劉志鵬、何弘能、陳思原、陳信孚、趙光漢；北醫團隊：曾啟瑞、陳啟煌；三總團隊：武國璋、許志學、陳啟煌；中山團隊：黎惠波、李世明、楊再興、陳寶珠；馬階團隊：潘世斌、李國光、胡玉銘；林口長庚團隊：宋永魁、黃泓淵、陳俊凱、賴英明、張舜智、王馨世、吳憲銘；高榮團隊：崔冠濠；高雄長庚團隊：龔福財、張榮州、張旭陽、黃國恩（華人世界培養出試管嬰兒的第一人）、蔡永杰、黃富仁；國泰團隊：陳樹基、賴宗炫。私人生殖醫療最有名的有：李茂盛、許朝欽、劉志鴻。基於經濟因素，將來會有更多私人生殖醫療診所成立。

（三）科學只是接近真理，但並非真理，科技其實離真理很遠。好的科技一般是指能改善人類生活的科技，但同時必有離自然越遠及使人類生存力越差的缺點，生殖醫學也不例外。生殖科技的確讓許多不孕患者成功生育，但人類生育能力越來越差則是事實，這不僅是因晚婚及環境污染，生殖科技本身亦難逃責任，從本書中不難發現許多人為操作的痕跡。君不見自健保實施後，健保給付越好的科目，醫師及病人越多，如洗腎、各類鏡檢、心血管支架等；自費醫療的項目更是一飛沖天，此點，醫

界的推波助瀾佔重要的成分，其影響面波及法律、經濟、社會、教育、文化，甚至人類的生存。試管嬰兒固然是生殖科技的一項奇蹟，但同樣涉及人類生存的方方面面，如何加強醫學倫理教育應是刻不容緩的事。而在當前迎合人性「好逸惡勞」的世風下，老朽顯然是佟求了，是否屬於過氣又迂腐的思維，就留給讀者或翹楚們判斷。

中山醫院董事長

陳福民

〔推薦序二〕

留下歷史 再創輝煌

　　試管嬰兒的發展，自早期動物實驗證實具有治療不孕症的可行性，到臨床應用於治療不孕夫婦，期間經過 19 年；之後 42 年，相關進展神速，從最初的昂貴治療，後來逐漸演進為平民化的臨床治療，如今，臺灣已有 86 家生殖醫學中心可以執行這項臨床工作。

　　本書編者具慧眼，把臺灣地區的生殖醫學中心的發展，從培育出第一個試管嬰兒的臺北榮總，到近年來出現的試管嬰兒診所，都整理出來，呈現各個生殖醫學中心的努力、達成的高品質管理、求新求變及追求與世界同步的態度等，讓人們明白這項科技的進化史，以及各中心不同的發展模式，例如有些朝科學研究發展，有些朝商業化、企業化、國際化前進，百家爭鳴，好不熱鬧。

　　但人工生殖的求子之路仍然很長、很辛苦，醫師們向上爬升，各憑本事，各有執著，都以生殖醫學造福不孕夫婦。從這本簡史可以了解各中心的醫生們，為了革新技術，追求高成功率，花費時間出國進修學習，或花費巨資購買新儀器，持續不斷地出國參加歐洲、美國的生殖醫學大會，吸收新知。

　　台灣生殖醫學會、中華民國生育醫學會每年都邀請國際名師來臺傳經授寶，各生殖醫學中心也協力在年會中進行學術、技術交流，力圖提升成功率，於是治療項目不斷簡化，內容不斷增加，以配合時代潮流；各中心在國際及兩岸醫療合作下也有不少成果。人工生殖牽涉生命倫

理、國家法律及道德規範，政府也實施人工生殖法及管理辦法，每年統計施術成果，提供各中心及國際交流使用。目前各中心都在法律規範內小心努力，力求病人的幸福。

　　未來的挑戰，如基因診斷、基因改造、高齡生育等問題，等著大家一同努力克服。陳樹基主任在這個時機點，整理了全國各中心的簡史，相信大家讀來即可回憶過去的血汗努力及歡樂收穫，更可藉此互勉，邁步向前，共創美好願景。

　　　　　　　　　　　　　　　　　　長庚紀念醫院名譽副院長

　　　　　　　　　　　　　　　　　　宋永魁

〔推薦序三〕

嘉惠不孕患者 造福許多家庭

　　陳樹基醫師於民國 71 年由臺北榮總指派至法國學習有關不孕症的治療，回國後加入該院試管嬰兒醫療團隊，在 74 年成功培育出國內第一例試管嬰兒。此後便持續鑽研人工生殖技術，致力於提升國內相關醫療技術，一路走來嘉惠眾多不孕症患者，造福許多家庭，這樣的成就值得高度的肯定。

　　國泰綜合醫院於民國 80 年力邀陳醫師擔任生殖醫學中心第一任主任，甫開幕三個月，便有成功受孕案例，此後業績蒸蒸日上。在他優秀的領導下，團隊積極參與國內外的交流活動，與國際新知與新技術接軌；雖然陳醫師已於民國 100 年從國泰醫院退休，但他建立的基礎鞏固了本院生殖醫學中心今日優異的表現，其付出功不可沒。

　　現今社會普遍晚婚晚生，根據內政部最新統計資料，女性生育第一胎的平均年齡近十年來持續上升，早在 101 年突破 30 歲大關，107 年則來到 30.9 歲。然而女性生育力隨著年紀增長，自然懷孕機率隨之減少，所幸今日透過生殖科技可以幫助生育年齡拉警報的女性，完成求子的願望，根據國民健康署的統計資料顯現，本國的人工生殖技術成果與先進國家相近，並已相當成熟。

　　這本書詳述了本國試管嬰兒技術的發展歷程及全臺知名的人工生殖機構現況，並對於不孕症的原因、試管嬰兒技術的演進等做了介紹。陳

醫師憑著豐富的專業，在臨床工作繁忙之餘，仍撥空編撰本國試管嬰兒發展史，嘉惠有心從事生育醫學的後進或是求醫民眾，十分值得讚賞！也相信這本書的出版，能夠提供廣大讀者充足的資訊與參考價值。

國泰綜合醫院院長

李發焜

〔自序〕

臺灣試管嬰兒35年
發願出書慶賀

　　民國 74 年 4 月 16 日下午，臺北榮總誕生我國第一例、亞洲第二例試管嬰兒——張小弟，這不僅僅是國內醫界的大事，也是社會大新聞，次日所有媒體均以頭版新聞大幅度報導，我國因此躍上世界醫學舞台。如今 35 年過去，張小弟已長成社會人，試管嬰兒技術在我國遍地開花。

　　回顧過去，我從踏進婦產科第一步，到鑽進生殖醫學領域、出國進修、回國參與第一個試管嬰兒團隊，到培育成功，八年的努力總算沒有白費。

　　凡走過的路，必留下腳印，這句話一直存在我腦海中，五年前有意把我國試管嬰兒的發展做一記錄，但沒有實行。今年是臺灣試管嬰兒發展的 35 週年，我決定把這個心願實現，在聯合報系有故事股份有限公司李漢昌總編輯及團隊的努力配合下，以八個月時間順利完成，趕在臺灣試管嬰兒 35 週年前夕付梓，內心十分感謝。

　　試管嬰兒的培育，必須團隊合作才能完成，北榮發展試管嬰兒，是在鄒濟勳院長及各級長官提供財力、物力的支持下，這項計畫才得以進行。團隊中除了我們四位醫師外，有三位技術師也功不可沒，其中，實驗室的歐陽杏如技術師幾乎每天加班，週末假日亦然，毫無怨言；超音波室的舒麗萍技術師，每天早上一上班就忙著替病患做卵巢濾泡的檢查，經常忙到午餐都沒得吃，忍飢把事情做完。

　　核子醫學部的樓成美技術師負責女性荷爾蒙的分析檢測，當時採用的放射免疫分析（RIA）較為耗時，病人於早上抽了血，要到下午五點以後才能獲知結果，所以每天都超時工作。記得那時她女兒還在念國小，下了課只得去核醫部做功課，陪媽媽，同樣也是沒有週末假日，都得加班。她們三人對試管嬰兒的貢獻真的很大。

　　在臺北榮總成功培育國內第一例試管嬰兒成功後半年，北榮舉辦一次試管嬰兒研討會，創下國內第一次由醫院獨力舉辦的研討會，並邀請我的兩位法國恩師來臺演講，由於試管嬰兒話題正熱，其他醫院都加緊努力，尋求突破，因此吸引了北、中、南部許多婦產科醫師參加。一天的議程，討論熱烈，成功地把試管嬰兒技術散播出去，讓臺灣試管嬰兒醫學的成就，如今能與歐美國家並駕齊驅，吸引不少外國人來臺求子。因此，書中也請部分醫院的生殖醫學中心介紹該院試管嬰兒的發展，讓中生代醫師及不孕患者了解。只是 86 家生殖醫學中心當中，績優的實在很多，而篇幅有限，無法一一介紹，於此深深致歉。

　　總之，35 年來，在臺灣各醫院生殖醫學中心人員的努力，及中華民國生育醫學會、台灣生殖醫學會的協助下，至民國 106 年，該年誕生的試管嬰兒達 9,590 人。換句話說，臺灣地區每年有近萬人經試管嬰兒程序誕生，這些年來，總共誕生了幾十萬人，為幾十萬個家庭帶來幸福的生活，並且增添了國力。這份美滿和功德，應由所有參與生殖醫學中心的人員共享。

中山醫院婦產科主任

陳樹基

Contents 目錄

1 沿　革

2 緣　起

3 醫與治

4 英雄榜

5 生殖醫學中心簡介

6 襄　助

7 總　結

1 沿革

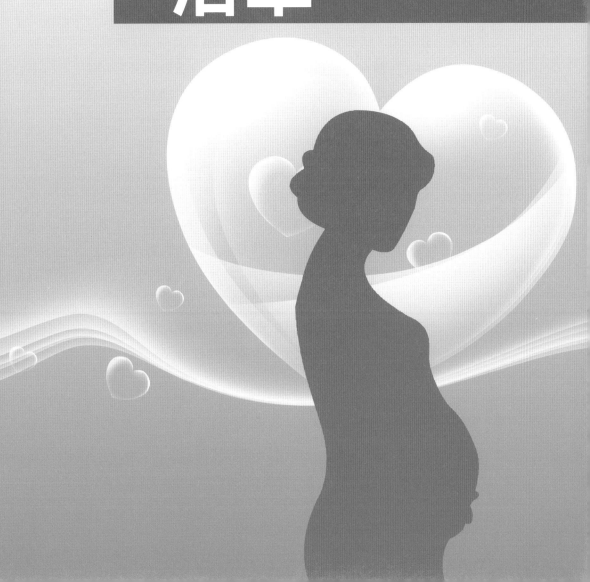

臺灣試管嬰兒發展簡史

　　民國 48 年（西元 1959 年），美籍華裔生殖生物學家張明覺（M.C.Chang）博士在動物實驗中，將黑兔的卵子和精子進行人工體外受精，再植入白兔子宮內，成功孕育出小黑兔，證實「人工體外受精」及「試管嬰兒」的可行性，張明覺堪稱為「世界試管嬰兒鼻祖」（相關照片見 P.002）。此後，許多科學家努力鑽研人類的人工體外受精技術，希望解決這個萬千年來困擾不孕症夫妻的大問題。

　　經過十多年的努力，至民國六〇年代終於有了突破性的進展。民國 62 年（1973 年），澳洲蒙納許大學教授卡爾‧伍德（Carl Wood）和約翰‧利頓（John Leeton）的研究小組，在墨爾本報告全世界第一例人類試管嬰兒妊娠。可惜，這次懷孕因早期流產而未成功。

　　民國 66 年（1977 年），英國劍橋大學教授羅伯特‧愛德華茲（Roberts G. Edwards）和婦科專家派屈克‧斯蒂普特（Patrick C. Steptoe）對此研究成熟，此時，一位因輸卵管問題無法生育的婦人萊斯莉（Lesley Brown），於醫治九年無效後，和丈夫約翰（John Brown）決定接受培育「試管嬰兒」。

開天闢地　英國誕生全球首例試管嬰兒

　　羅伯特和派屈克從萊斯莉的體內提取卵子，和她丈夫約翰的精液一起放入一個培養皿中，使卵子受精，然後將受精卵移入萊斯莉的子宮中，

九個多月後的民國67年（1978年）7月25日，全世界第一個「試管嬰兒」露薏絲‧布朗（Louise Joy Brown）小妹妹誕生了（相關照片見 P.026）。這真是開天闢地的偉大成就，此後，羅伯特被尊稱為「試管嬰兒之父」。

露薏絲出生十個月後學會走路，三歲時就可以亂跑，聰明活潑的她改變了大多數英國人對培育「試管嬰兒」的觀望和疑慮。民國99年（2010年），羅伯特因「開發體外受精技術」的成就，獲頒諾貝爾生理學或醫學獎，評選委員會稱許他「為全世界不孕者帶來喜悅」，他的研究成果是「現代醫學發展的里程碑」。

自從英國的露薏絲‧布朗誕生後，各先進國家陸續傳出試管嬰兒喜訊，例如：

①民國 70 年 6 月 6 日，世界第一對試管雙胞胎在澳洲誕生。

②民國 70 年 12 月 28 日，美國第一個試管嬰兒卡爾誕生。

③民國 71 年 2 月 24 日，法國第一個試管嬰兒阿芒迪娜誕生。

④民國 71 年 6 月 14 日，英國出現試管嬰兒姊妹，即露薏絲‧布朗的妹妹娜塔莉也經由試管嬰兒技術誕生。

⑤民國 72 年 5 月 20 日，新加坡竹腳婦幼醫院誕生亞洲第一個試管嬰兒。

⑥民國 72 年 6 月 9 日，澳洲誕生一組試管三胞胎。

⑦民國 72 年 11 月，澳洲誕生第一個由捐贈卵子而懷孕生產的試管嬰兒。

⑧民國 73 年 1 月 6 日，澳洲誕生一組試管四胞胎。

⑨民國 73 年 4 月 11 日，澳洲將冷凍胚胎解凍孕育的試管嬰兒誕生。

北榮誕生我國首例試管嬰兒　各院跟進

那個年代，中華民國臺灣地區的不孕症盛行率約為 15％，大約每七對夫妻就有一對不孕。早年，婦產科醫師多從事婦科和產科工作，很少從事不孕症的治療；有關不孕症的治療僅能進行體內人工受孕，即算準妻子的排卵期，將丈夫的精子注射進入妻子子宮內，但當時還沒有洗精技術，會因為精液內含有前列腺素，常引發妻子的子宮痙攣而疼痛，或因丈夫的精液不潔，造成妻子骨盆腔發炎、染病等，受益的夫婦不多。

自從國外試管嬰兒紛紛誕生，臺北榮民總醫院、三軍總醫院、臺大醫院、馬偕醫院、林口長庚醫院等大醫院急起直追，乃至中南部的醫院和相關診所也陸續跟進。

臺北榮民總醫院：

民國 73 年，陸軍中校張健人夫婦已結婚七年仍未生育，他 30 歲的妻子張淑惠到臺北榮總就醫，由婦產部家庭計畫科主任張昇平醫師診治，建議採用試管受精，幸運一次就成功懷孕。民國 74 年 4 月 16 日張小弟誕生，成為我國第一個培育成功的試管嬰兒，也是亞洲第二個培育成功的試管嬰兒，我國這項成就早於日本。北榮成為國內培育試管嬰兒的龍頭醫院。

三軍總醫院：

在三軍總醫院負責病房氧氣輸送工作的沈家祺士官長，結婚多年沒有孩子，民國 74 年初，三總為他們夫婦做了四次人工受孕失敗後，進行試管嬰兒培育，民國 74 年 11 月 30 日，經由剖腹接生一名試管女嬰沈小妹，三總宣布該院培育第一個試管嬰兒成功。

臺大醫院：

臺大醫院於民國 74 年成立婦產部生殖醫學中心，民國 76 年，李鎡堯教授領導的不孕症小組成功培育臺大醫院第一例試管嬰兒。民國 78 年再接再厲，產下國內第一例冷凍胚胎試管嬰兒。民國 91 年，成功誕生國內第一例冷凍卵子的試管嬰兒。多年下來，臺大醫院在培育試管嬰兒及相關學術研究方面的成就，各界矚目。

中山醫院：

民國 86 年，黎惠波醫師為中山醫院迎來第一個試管嬰兒。該院一直堅守由主治醫師全程照顧的理念，強調保障病人的隱私，而深得演藝圈、達官顯要的喜愛，也是名媛產子的首選。

臺北醫學大學附設醫院：

民國 80 年，臺北醫學院（臺北醫學大學前身）附設醫院才成立生殖醫學中心，同年，第一個試管嬰兒培育成功；民國 90 年，升格為大學附醫的該院首創「自體粒線體轉殖」成功懷孕，且生下健康寶寶，案例刊登於國際知名期刊《Fertility and Sterility》（生育與絕育）。民國 98 年，又成功研發「子宮內膜異位症生化標記檢測方法」，獲得「國家發明創作獎」金牌獎。

馬偕紀念醫院：

民國 75 年，一對不孕的公務員夫婦到馬偕求診，經採用國外發展成功的「禮物嬰兒」（GIFT）技術治療，將妻子的卵子取出，使用腹腔鏡導引，將精卵放入婦人的輸卵管，使卵子在輸卵管內受精後形成胚胎，

隨後胚胎進入子宮著床成功並產子。近年來，該院特別強調儘量避免產下多胞胎，防止多胞胎帶來的後遺症，成果甚佳。

林口長庚紀念醫院：

民國 76 年，林口長庚醫院成功培育出該院第一例試管嬰兒。民國 78 年，產下國內首例以「禮物嬰兒」（GIFT）合併試管嬰兒（IVF）療法培育的四胞胎。民國 82 年，結合三項技術治療男性不孕症，包括副睪丸取精、卵內單一精蟲顯微注射及冷凍胚胎技術，為全球首例。

高雄榮民總醫院：

高雄榮總於民國 79 年才全院開幕，至民國 90 年誕生第一例試管嬰兒。近年來，該院自許為高齡女子最溫馨安心的優良生殖醫學中心，成就優於美國和日本，例如針對 42 歲以上高齡婦女培育試管嬰兒，美國 2015、2016 及 2017 年的懷孕率分別為 7.2％、7.4％及 6.4％；日本 2015 及 2016 年的懷孕率分別為 4.6％及 4.5％。高榮於 2015 及 2016 年的懷孕率為 7.1％及 6.7％，2017 年高達 14.3％。

高雄長庚紀念醫院：

一對自臺東縣搬家到高雄縣林園鄉的陳姓夫婦，丈夫是討海人，他們結婚十年未育，醫檢發現陳太太罹患不孕症，且無法實施傳統性治療。經張榮州醫師團隊為他們培育試管嬰兒，於民國 78 年 6 月 19 日，剖腹產下健康男嬰。民國八〇年代之初，又培育誕生南臺灣首例冷凍胚胎試管嬰兒。

國泰綜合醫院：

民國 80 年 2 月才成立生殖醫學中心，同年底產下第一例試管嬰兒。現在一年完成 300 個週期案例。該生殖醫學中心要求門診必須早上八點就有人坐鎮，讓病人能在門診 15 分鐘內完成超音波檢查跟驗血，並來得及上班，給病人最便利的看病經驗。

茂盛醫院：

茂盛醫院為臺中試管嬰兒重鎮，聞名國內外，包括每年收治超過 500 位國外病患，歷年已協助菲律賓七百多對不孕夫婦產子。例如民國 104 年，罹患不孕症的菲律賓議員聯盟主席瑪貝琳‧斐南迪（Maybelyn Fernandez）到臺中茂盛醫院求治，由李茂盛院長為她培育試管嬰兒，並於 106 年情人節生下女寶寶。

許朝欽婦產科診所：

台南市許朝欽婦產科於民國 87 成立，院長許朝欽是英國劍橋大學博士，是全球試管嬰兒之父羅伯特‧愛德華茲教授的嫡傳弟子，也是台大醫院成功培育首例試管嬰兒的要角，他首創「迷你試管嬰兒技術」，每三、四天施予排卵針劑一次，甚至讓不孕婦女只需注射一次排卵針劑，即能取出成熟卵子，「一針受孕」。

我國是全球12著名試管嬰兒中心之一

近代以來，不孕症影響著全球 10% 至 15% 的人，以 25 歲的人為例，不孕症人數達 15%，35 歲達到 50%，40 歲達到 80%；試管嬰兒技術的發展，為萬千不孕夫婦帶來希望。

　　我國因屢屢傳出試管嬰兒捷報，讓全球認同我國醫界的技術。經過試管嬰兒重鎮──美國東維吉尼亞醫學院（Eastern Virginia Medical School）附屬的瓊斯生殖醫學中心（The Howard and Georgeanna Jones Institute for Reproductive Medicine）進行國際討論，民國 75 年，中華民國首次被列為全球著名的 12 個試管嬰兒中心之一，也是亞洲第一個入選的試管嬰兒中心。

　　回憶起來，北榮於培育國內第一個試嬰兒誕生半年後，即召開有關試管嬰兒的研討會，向醫界分享相關知識，各大醫院均派員與會，並且派醫師出國學習，造成試管嬰兒技術在國內開枝散葉。除了前述醫院之外，臺中榮總、臺南成大附醫、新光、黃建榮婦產科診所、王家瑋婦產科診所、新竹送子鳥生殖中心也都成績斐然，由衛生福利部國民健康署核可的人工生殖機構共有 86 家。

　　此外，各大醫院的生殖醫學中心相關醫檢人員於民國 79 年成立兩個醫學會，分別是「中華民國不孕症醫學會」及「中華民國生育醫學會」。至民國 89 年，「中華民國不孕症醫學會」更名為「台灣生殖醫學會」，兩學會每年召開年會，定期舉辦學術研討會，推動人工生殖及試管嬰兒的發展，功不可沒。

全球培育試管嬰兒 誕生800萬人

　　1978 年，全球第一位試管嬰兒誕生，當時社會未全面接受，報章雜誌激烈討論相關倫理問題，部分宗教界人士甚至質疑人類豈可代替上帝操控生殖，但 42 年來，全球拜此科技而誕生的試管嬰兒已經超過800 萬人，歐洲每 100 位新生兒即有三位是試管寶寶，我國也有數萬人之多，佔出生率的 1-2％。

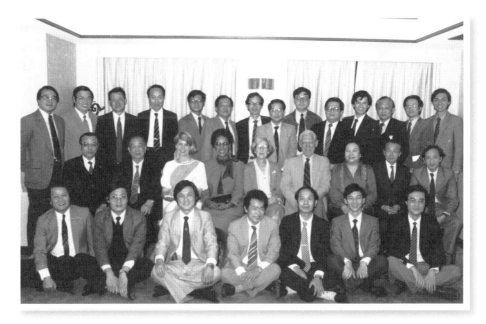

▲民國74年12月2日，美國第一個培育試管嬰兒成功的團隊——諾福克總醫院團隊訪問
我國，與國內各大醫院的試管嬰兒小組成員合影。中排左一起為臺大醫院李鎡堯、臺
北醫學院校長徐千田、美國露辛達‧維克；左五起為美國喬治娜‧瓊斯、美國試管嬰
兒之父霍華德‧瓊斯、劉歐洪清，右一為臺北榮總吳香達；前排左四為李茂盛、左五
為長庚宋永魁、右一為北榮曾啟瑞；後排左一為臺大醫院楊友仕、左四為三總李家
錕、右五為北榮張昇平、右四為北榮陳樹基。（陳樹基／提供）

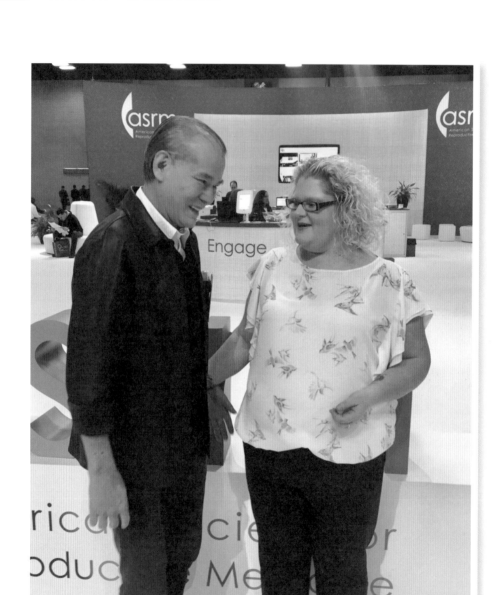

▲民國106年10月，本書作者陳樹基大夫（左）在美國生殖醫學年會上，與全球第一例
試管嬰兒露薏絲・布朗（Louise Joy Brown）小姐（右）聊天，互相祝福。（陳樹基／
提供）

2 縁起

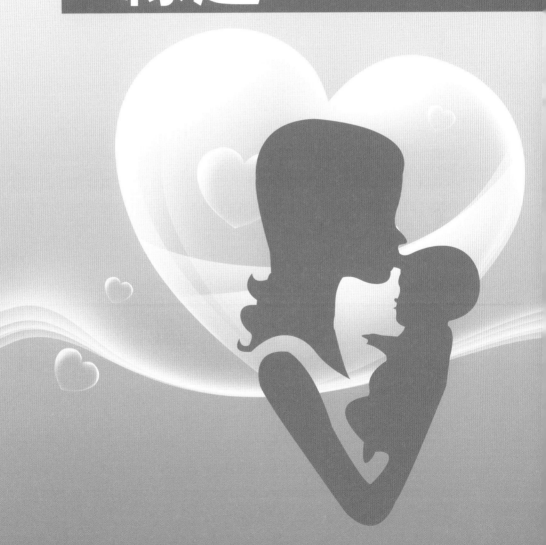

臺灣首例試管嬰兒誕生的故事

　　自從民國 67 年（1978 年）全球第一個試管嬰兒──露薏絲‧布朗（Louise Joy Brown）在英國誕生，澳洲、美國和法國陸續有人工體外受精的試管嬰兒出世，臺北榮民總醫院也計畫培育試管嬰兒。

吳香達設置精子銀行、羊水細胞實驗室

　　當時的北榮婦產部主任吳香達對國際不孕症治療趨勢很了解，早在民國 70 年就於北榮成立「精子銀行」和「羊水細胞實驗室」，做為未來發展「試管嬰兒」技術的基礎。其中，精子銀行專門從事精子的洗滌分離、冷凍儲存，及挑選活力佳的精子使用；羊水細胞實驗室則從事羊水細胞的培養，由此奠定細胞培養的基礎。

　　有此基礎後，民國 71 年（1982 年），北榮派遣婦產部醫師出國學習試管嬰兒相關技術，一是派家庭計畫科張昇平醫師去美國南加州大學醫學院生殖內分泌不孕部的不孕症中心，進修生殖內分泌，課程包括各種荷爾蒙之接受器、生殖內分泌的各種檢查、及不孕症的診斷與治療；二是派陳樹基醫師赴法國培訓「試管嬰兒」技術及動物實驗課程。

張昇平、陳樹基出國取經

　　那個年代，國科會、法國文化科技中心合作一項有關人才培養的科技交流計畫，每年派遣國內 12 位有潛力的科技人才赴法國交流學習。

民國71年，北榮婦產部派住院總醫師陳樹基前往，並安排了試管嬰兒技術的培訓。陳樹基誕生於非洲馬達加斯加，直到13歲才回國，馬達加斯加曾被法國統治，法文為官方語言，所以陳樹基從小會講法文，赴法國受訓沒有語言障礙。

同行12位科技人才包括農業、數學、地理、森林方面的學者專家，赴法前，先在臺灣師範大學學習法文兩個月，赴法國後，在南特市的南特大學再接受兩個月的法語會話訓練。陳樹基因嫻熟法語，一直擔任團隊的翻譯人員。

之後，陳樹基到巴黎的安東尼・貝克萊（Antoine Beclere）醫院受訓，這家醫院的瑞尼・弗萊明（Rene Frydman）醫師，和傑克・塔斯德（Jacques Testart）教授，稍早於同年2月成功培育法國第一個試管嬰兒誕生。陳樹基受訓的前四個多月，都跟隨瑞尼・弗萊明醫師門診，吸收臨床經驗，了解如何處理用藥，以及進入開刀房學習如何以手術自卵巢取出卵子等。

接著，陳樹基轉到傑克・塔斯德教授的實驗室，學習有關胚胎培養、培育試管嬰兒的技術，他每天要在實驗室打開培養箱，檢查箱內培養皿中的受精卵變化，包括是否受精成功、是否規律分裂？以及溫度、濕度、氣態是否正常？例如溫度是否為攝氏三十六、七度？還有氧、氮、二氧化碳的比例是否正常等。不過，培養皿畢竟不是母體，成功率只有兩、三成。

民國72年，陳樹基和張昇平分別返國。張昇平在美國研習期間，專研生殖內分泌，尤重黃體激素的生理作用，返國後接掌北榮婦產部家庭計畫科主任，即積極籌備成立試管嬰兒小組，並以進修論文「Bioactivity of LH」申請到教育部教職。

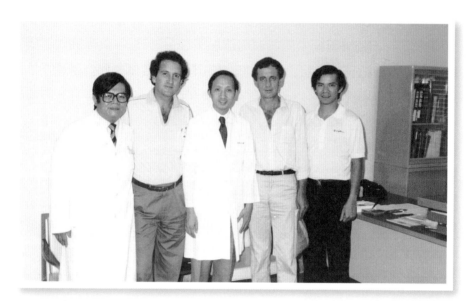

▲民國73年，法國試管嬰兒之父瑞尼‧弗萊明醫師（左二），傑克‧塔斯德教授（右二）應邀到北榮指導，與北榮試管嬰兒小組醫師合影，中為婦產部主任吳香達、左一為北榮家庭計畫科主任張昇平、右一為主治醫師陳樹基。（陳樹基／提供）

曾啟瑞、趙湘台加盟 試管嬰兒小組成立

陳樹基則升任主治醫師，有一天，婦產部主任吳香達找陳樹基到辦公室，拿出一封毛遂自薦的信，並說：「請你幫我查查這個人怎麼樣？」這封信是曾啟瑞醫師寫的，曾醫師畢業於臺北醫學院醫學系，為美國哈佛大學公共衛生研究所碩士、美國哈佛醫學院百翰婦女醫院（Brigham & Women's Hospital）不孕症及生殖內分泌研究員，於參加了試管嬰兒研習營之後，一心返國發展所學。他過去是臺北醫學院附設醫院的醫師。

陳樹基打聽得知此人工作認真，做人不錯，即向吳香達主任回報。吳香達聽完立即在辦公室撥電話到美國，邀曾啟瑞回國。北榮婦產部的「試管嬰兒小組」於是在 72 年 10 月成立，成員分別是北榮院長鄒濟勳、

婦產部主任吳香達、家庭計畫科主任張昇平、主治醫師陳樹基、曾啟瑞
和趙湘台，趙是國立陽明大學臨床醫學研究所準博士。團隊中，後四人
是主力。此外還有負責超音波的醫師洪正修、技術師舒麗萍；精子銀行
的劉國鈞教授、實驗室技術師歐陽杏如；核醫部主任葉鑫華及技術師鄭
鳳霞、樓成美；小兒部主任黃碧桃、麻醉科主任李德譽。

北榮撥款百萬　成立試管嬰兒實驗室

　　北榮對「試管嬰兒小組」全力支持，鄒院長特別撥出研究基金新台
幣 100 萬元購買設備，由張昇平主任負責採購，並撥出一間十坪大的房
間做為實驗室，做到無塵、無菌。至於放置受精卵培養皿的培養箱，則
由陳樹基聯繫，從法國進口（相關照片見 P.110），不久即備妥相關設備。
曾啟瑞則負責實驗室工作（相關照片見 P.119），包括培養液的調配。

　　北榮試管嬰兒小組於民國 72 年 10 月開始進行動物實驗，實驗有兩
個重點，一是觀察人類精蟲的穿透力；二是觀察小白鼠的受精卵在培養
液的存活力，由此鑑定培養液的可用性，同時進行人體和動物實驗的對
照和研討。

北榮培育試管嬰兒　國外專家來指導

　　73 年 4 月，北榮「試管嬰兒小組」開始將「試管嬰兒」技術應用於
婦產科門診，同一時間安排三、四對夫婦進行人工體外受精。此時，國
內代理進口排卵藥物 HMG（人類停經期促性腺激素）的林姓代理商聽
說北榮有此雄心，免費贊助 300 支 HMG 供運用。

　　73 年 10 月 7 日，陳樹基醫師再度前往安東尼‧貝克萊醫院，研習
和觀摩一個月，並邀請法國老師瑞尼‧弗萊明醫師，和傑克‧塔斯德教
授到臺北榮總，看看北榮有關培育「試管嬰兒」的籌備是否完善，結果

獲得兩位專家的肯定。

　　不久，美國「試管嬰兒」專家陳維多教授來臺灣，她應邀到國內幾家大醫院考察。於北榮方面，當時團隊正在為胚胎分裂不良而傷腦筋，陳教授指出，培養箱內的濕度不夠，這點可從培養箱玻璃內未附有一層霧狀水珠看出來，他指導應放一盤水在底層，結果改善了情況。（相關照片見 P.111）

　　繼而，加拿大學人李吉祐、黃福全也在回國度假時，提供北榮試管嬰兒小組很多幫助，包括發現培養箱的溫度仍有偏差，必須靠人為調整；也指導用更簡易的方法觀察受精卵的成熟度等等，這些都有助北榮試管嬰兒小組突破工作的瓶頸。（相關照片見 P.109）

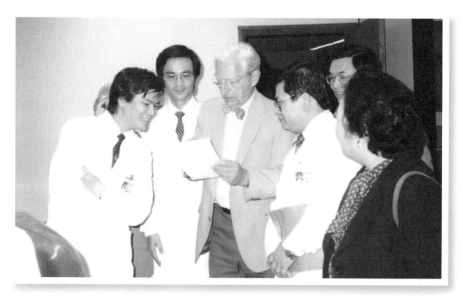

▲培育美國第一例試管嬰兒成功的諾福克總醫院試管嬰兒團隊，到臺北榮總試管嬰兒實驗室，與北榮試管嬰兒小組討論，中為美國試管嬰兒之父霍華德・瓊斯博士，右一為諾福克團隊的劉歐洪清教授，前右二為北榮張昇平主任，左起為北榮陳樹基醫師、曾啟瑞醫師。（張昇平／提供）

　　美國第一個成功的試管嬰兒團隊，也應邀來臺考察各大醫院，即諾福克總醫院（Norfolk General Hospital）的霍華德・瓊斯（Howard W. Jones）、喬治亞娜・瓊斯（Georgeanna S. Jones）、瑞福・羅森衛克（Zev Rosenwaks）、劉歐洪清（Helen Ou Liu）及首席技術師露辛達・維克（Lucinda L. Veeck），他們參觀各大醫院的生殖醫學中心後，對北榮團隊表示：「你們會先成功。」

張淑惠求診　同意培育試管嬰兒

　　民國 73 年 7 月，當時 30 歲的婦人張淑惠已結婚七年仍未生育，到臺北榮總婦產部就醫。她的先生張健人是陸軍中校，時年 34 歲，婚後三年，張淑惠曾經懷孕，不幸流產，之後三年未懷孕。兩夫婦想要個孩子，經慎重討論，決定到北榮檢查。

　　北榮婦產部家庭計畫科主任張昇平醫師檢查後，建議嘗試培育試管嬰兒，張健人夫婦考慮後同意，先由小組為張健人取精冷凍，張淑惠歷經打排卵針等程序，73 年 7 月 15 日由張昇平為她取出卵子，以體外人工受精方式培育為胚胎及植入子宮，8 月確定著床成功。為了孕育這難得的孩子，張淑惠辭去會計工作，專心待產。

　　由於是第一個成功受孕的試管胎兒，北榮擔心失敗，未發布新聞，但消息仍然走漏，不久在民生報獨家刊出，從此，各報社及電視臺記者緊盯北榮婦產部。為了避免孕婦受到干擾，張昇平安排張淑惠到北榮宿舍區的他家門診，包括吊點滴和群醫會診，都在他家進行。

首例試管嬰兒誕生　北榮光彩奪冠

　　民國 74 年 4 月 16 日清晨 5 點鐘，張淑惠出現產痛，上午八點半由妹妹陪同到北榮；張健人則因軍務在身，無法前往。張淑惠到院後，院

方先為她做胎心監聽觀察，上午 10 點發現已有規律的陣痛。到下午兩點多，陣痛達 5 分鐘一次，每次 40 至 50 秒，由於胎兒頭部未降至骨盆腔，院方建議做剖腹產。

因媒體緊盯，手術室外聚集大批新聞記者。手術由吳香達和張昇平執刀，進行約 40 分鐘，至下午 3 時 26 分產下一名男嬰，體重 2,800公克、身高 47 公分、頭圍 33.5 公分、胸圍 32 公分，外觀正常（照片見 P.002）；經小兒科進行心肺功能檢查，並做了超音波掃描，包括腦部、心、肝、腎臟都發育正常，神經反射也正常。經小兒科主任黃碧桃確認，送入保溫箱安置。

張淑惠得知產下健康男嬰後高興得熱淚盈眶，他的丈夫張健人於當天下午獲知喜訊，即向長官請假，於當晚 8 時趕到北榮，見到妻子第一句話是：「辛苦妳了，淑惠！」

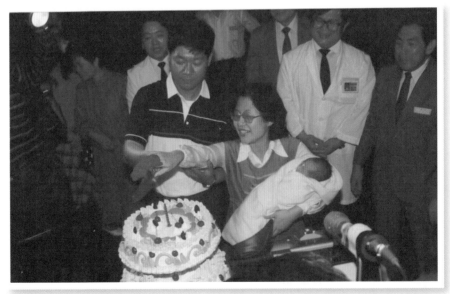

▲臺灣第一例試管嬰兒張小弟（懷抱者）誕生十幾天，臨出院前，北榮在介壽堂舉辦歡送會。圖中合切蛋糕者為他的父親張健人、母親張淑惠，張健人身後的是北榮副院長鄭德齡，張淑惠身後的是北榮家計科主任張昇平。（張昇平／提供）

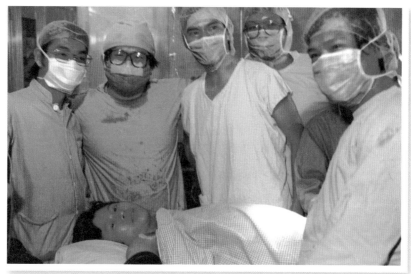

▲張淑惠女士產下國內第一例試管嬰兒後，北榮試管嬰兒團隊成員在產房與她合影，後左二為張昇平主任，後左三為陳樹基醫師。（張昇平／提供）

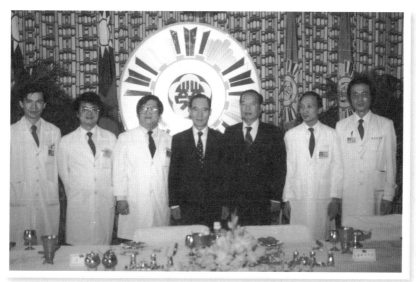

▲民國74年，國軍退除役官兵輔導委員會所屬臺北榮總培育國內第一例試管嬰兒成功，輔導會主委鄭為元（中）舉行慶功宴，右三為北榮院長鄒濟勳，右二為婦產部主任吳香達，左三為家庭計畫科主任張昇平，右一為曾啟瑞醫師，左起為陳樹基、趙湘台醫師。（陳樹基／提供）

各報一版頭條報導　總統院長都高興

　　這段期間，我國正在鬧十信案，這是國內首次金融風暴，報紙天天長篇累牘報導，見報的都是負面消息。4月16日當天，國民黨正在陽明山中山樓召開重要的黨政會議，北榮院長鄒濟勳也參加，當他接獲國內第一個試管嬰兒誕生的消息，立即在會中報告，引起熱烈掌聲。據報導，蔣經國總統和行政院長俞國華都很高興，第二天各報均以一版頭條報導這則重要的喜訊。

　　張小弟比世界第一例試管嬰兒露薏絲‧布朗小七歲，根據當時的記錄指出，張小弟生肖屬牛，血型為B型，臉型像媽媽，嘴型像爸爸，不愛哭，但哭聲宏亮。

　　根據新聞報導，張小弟四個半月大時，體重達七公斤，會咿咿呀呀要東西吃，還會翻身；就讀小學三年級時，除了正常課業，他先後參加數學推理、自然科學、鋼琴、繪畫、英文等才藝班，也連獲班上智育、美育、德育等獎狀，當選模範生，並進入資優班就讀。

四位奪冠主力　三人出身臺北醫學院

　　張小弟成年後，身高172公分，可能因為他是臺灣第一例試管嬰兒，後來他在國立臺灣大學就讀動物系研究所，現於一家生技公司的醫療產業單位工作。如今張小弟已35歲，有兩個孩子，北榮曾於他20歲、25歲、和28歲時，為他舉辦慶生會。（相關照片見P.101）

　　還有一事值得一提，即主要參與培育國內第一例試管嬰兒成功的四位醫師中，有三位是臺北醫學院畢業生，分別是陳樹基、曾啟瑞和趙湘台。

3

醫與治

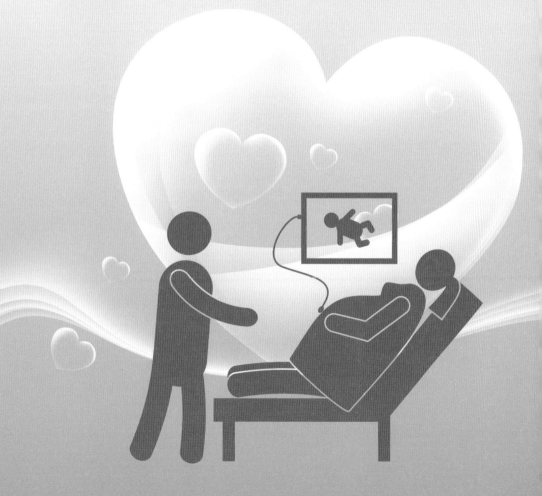

3-1 不孕症的原因？

　　生兒育女為家庭幸福的根源，也是繁衍後代的基礎，如果夫妻不孕，是非常令人遺憾的，但根據統計，平均每七對夫妻就有一對不孕，究竟是什麼原因造成不孕呢？

夫妻不孕　丈夫應先赴醫檢查

　　所謂不孕，是指夫妻有正常的性生活一年以上，但沒有懷孕，這種情形對於有些年輕的男女朋友也適用。門診中常有些結婚未滿一年就擔心不孕的夫妻來檢查，經醫師詢問一些簡單的問題及進行一些基本檢查後，如果發現一切正常，通常會告訴他們，不是不孕，是時辰未到，應等到性生活滿一年還是沒有成果時再赴醫檢查。不過也有例外，比如一檢查就發現有明顯的因素導致不孕，就應該採取積極的態度處理。

　　想要懷孕，精蟲及卵子都是不可或缺的，所以夫妻兩人都應該赴醫檢查，又因為不孕的原因中，夫或妻單方面有問題的各占三成，雙方都有問題的也占三成，剩下一成是不明原因的不孕。而對於不孕症的各項檢查中，最簡單的就是對男性的精液檢查，所以當夫妻懷疑罹患不孕症時，丈夫不可以存有大男人主義，認為不孕是妻子的問題，要求妻子先去檢查，反而應該由丈夫先受檢，以免妻子做了複雜的檢查後，發現沒有問題，再安排丈夫受檢，造成妻子白受罪一場。

　　以下針對男、女個別因素說明：

男性不孕症　原因有五種

男性不孕症的因素，多半就是精蟲的問題：

1. **精蟲數目太少**：不是指量的多少，而是濃度夠不夠。比如某甲的精液量 4 西西，精蟲濃度為每西西 1,000 萬隻，某乙的精液量為 1.5 西西，精蟲濃度為每西西 5,000 萬隻，則後者絕對比前者好。

2. **精蟲的活動率低**：精蟲有一定的生命力，自睪丸產出之後，精蟲的能量消耗完了，就變得軟趴趴的，最後就不動了。活動的精蟲變少了，當然就不容易受孕。有些丈夫有個錯誤的觀念，當妻子月經來了，就開始禁慾，等妻子排卵期（懷孕危險期）到了，期待一發即中，這是不對的。須知屯積越久，精蟲數目固然會多一些，但整體活動率變差了；反過來看，如在排卵期前 3-4 天先行房，把屯積的精子排掉，等到排卵期時，新的精子活動率較佳，則有較高的受孕機會。

3. **精蟲不正常**：正常的精蟲，細胞核呈橢圓形，頭部較尖，身後拖著尾巴，像隻小蝌蚪。整批精蟲在成長過程中，會產生許多異形的精蟲，這些異形精蟲與卵子結合的能力不佳，導致不容易受孕。世界衛生組織十幾年前大幅度下修正常精蟲的比例為 4%，但多數家庭的孩子仍繼續出世，所以這個問題不需要太擔心。此外，現在科技進步，已經可以用「單一精蟲顯微注射」（ICSI）至卵子的方法，形成受精卵，解決丈夫精蟲不足的問題。

4. **抗體**：有些夫妻不孕，但檢查發現夫妻都正常，但就是無法受孕，這就是過去所謂的「不明原因的不孕」，但其實原因就是抗體造成的。也就是說，男性的免疫系統有時會對自身的精蟲產生抗體，這些抗體附著在精蟲表面，影響精蟲與卵子結合的能力，而造成不易受孕。一般的精液檢查並無這方面的檢查，但生殖醫學中心的精液檢查

大都包含這個項目。另外，女性的免疫系統也會對有些入侵的精蟲產生抗體，同樣的，這也可以透過「單一精蟲顯微注射」來解決。

5. **其他因素**：性功能障礙，如勃起障礙、射精障礙等，多為心理因素導致，但也可能是內分泌荷爾蒙造成的問題。

女性不孕症 問題較複雜

女性不孕症的因素就比較複雜，要從幾個方面來看：

1. **排卵因素**：這是常見的。一般而言，如果月經很規則，表示有排卵，但這並不表示可以受孕。每位女性每個月的排卵都可能有些狀況，有時這個月正常，但下個月不正常。我常建議要量基礎體溫，從體溫曲線的變化可以看出這個月排卵是否正常，雖然有點麻煩，每天早上醒來就要量體溫，但對檢查很有幫助。如果低溫期太長或高溫期太短都是不正常的，在高溫期配合驗血，了解黃體素是否足夠，可佐證排卵正常與否。

2. **輸卵管因素**：輸卵管狹窄、阻塞的問題，在三、四十年前很常見，主要原因是感染的後遺症，如披衣菌、淋菌感染等。隨著環境衛生條件及國人衛生習慣的改變，這種情形已減少。輸卵管的檢查，多採注入顯影劑後，以 X 光透視，可以看得很清楚，但因為是侵入性檢查，許多受檢者會覺得疼痛、不舒服，所以有些醫師不會把它列為首要的檢查。不過，如果不孕者過去常常下腹疼痛，可能是骨盆腔炎、子宮內膜異位症，或曾接受下腹部（骨盆腔）手術造成的，醫檢時就會把輸卵管檢查列為第一步的檢查。

又如果在初步檢查階段發現夫妻都正常，進一步還是建議做輸卵管的檢查。

陰道痙攣患者　可全身麻醉施以人工受孕

3. **子宮的因素**：最常見的是長了肌瘤，依其生長位置，最影響受孕的是長在子宮腔內或子宮壁，很靠近子宮內膜，並向子宮腔內突起，這些都不利於胚胎著床受孕，但可以用子宮鏡手術切除肌瘤，提高受孕機率。比較少見的是子宮腔內沾黏，這多是過去感染的後遺症。另外就是子宮先天發育畸形，這種情形可以從超音波及 X 光造影檢查中發現，有的可以動手術矯正。

4. **骨盆腔因素**：如果不孕婦女說她常常小腹痛，併白帶多，這大概是骨盆腔炎；另外一位說經常腹痛，月經來潮時更痛，夫妻行房也會痛，則大概是子宮內膜異位症；第三位說，過去曾經因盲腸炎併腹膜炎手術，這三位婦女大概都會發生骨盆腔沾黏，如要確認，必須靠診斷性腹腔鏡手術檢查。針對不孕方面，或可直接培育試管嬰兒。

5. **房事因素**：對大部分女性來說，房事是夫妻恩愛的樂事，但有些夫妻的一方因工作關係經常出差，又或者夫妻分房，造成房事次數減少，不容易受孕。另外，房事對少數女性是苦不堪言的，例如陰道痙攣患者，有些婦女因此對房事有恐懼感，臨床上，曾遇過少數婚後數年仍保持完璧之身者。這種不孕症的處理倒很簡單，可以在全身麻醉下，讓她睡著，完全沒有心理負擔，再施以人工受孕，成功率還蠻高的。

子宮內膜異位症　造成不孕比例高

6. **子宮內膜異位症**：不孕女性有三至五成是因罹患此症，這是一種相當難纏的疾病，原因是子宮內膜長在不該長的地方，所以稱為「異位」。它的發生跟女性荷爾蒙（雌激素）有關，所以在生命的兩端，也就是青春期前及更年期後，不會有這個問題，原因是這兩個時期的女性

荷爾蒙量都很低，不足以誘發疾病，也就是說，它絕對是育齡女性才有的疾病。

　　子宮內膜異位症分為四度，其中，一至二度為輕度，通常依症狀來臆斷，如要確診，必須靠診斷性腹腔鏡檢查。三至四度則嚴重，以超音波及內診可以診斷出。

　　至於「異位」，子宮內膜會異位到什麼地方？最多的是長在骨盆腔內，也有少數出現在膀胱、肚臍，最遠的甚至會跑到肺部。如果長在卵巢，就形成「巧克力囊腫」，如果長在子宮肌肉層，則形成「子宮肌腺瘤」，對於出現在其他地方的，通稱為子宮內膜異位症。子宮肌腺瘤可以說是最難處理的不孕原因，不管藥物或手術治療都無法根除，春風吹又生。如此造成的不孕症，常被比喻為「房子（子宮）結構不良，（胚胎）根本住不進去。」

懷孕生產　可改善子宮內膜異位症

　　有關治療子宮內膜異位症的方法，任何有抑制女性荷爾蒙效果的藥物都有效，常用的有避孕藥等口服藥物，還有長效性的 GnRHa 針劑，一個月打一針，但不宜連續使用超過六個月，以免因長期抑制女性荷爾蒙，產生輕微的更年期症狀。必要時可以延長使用到九個月，不過，建議從第三個月開始，另補充少量的女性荷爾蒙，以減低更年期併發症的產生。但不管採取何種治療模式，停藥後或手術後都有相當高的復發率，復發率甚至達到百分之四十，道理很簡單，停藥後女性荷爾蒙又回來了。

　　至於手術治療，也無法將異位的子宮內膜去除乾淨，等到女性荷爾蒙回來一刺激，它又長出來了。至於有沒有根除性的治療辦法？其實也有的，只要把女性荷爾蒙的泉源──卵巢切除，造成人為的更年期就行

了，但對求子心切的不孕女性來說，這是背道而馳的做法，不可行。

　　另外，如果懷孕成功，待懷胎十個月生產後，往往也會改善。道理很簡單，懷孕期間月經不會來，也就是說這段期間女性荷爾蒙的運作暫停，異位的子宮內膜失去支撐，十個月之後就萎縮了，所以常說：「治療子宮內膜異位症最好的方法，就是趕快懷孕。」

　　為甚麼子宮內膜異位症會導致不孕？它的機轉是：影響排卵、影響卵子在輸卵管內的運輸、影響精卵的結合，到影響胚胎的著床。其實，不孕的子宮內膜異位症患者，懷第一胎最困難，如採用自然方式無法成功，進一步可以試採用人工受孕，再不成，就做試管嬰兒。只要懷上了，十個月後生產，之後第二胎往往會自然受孕。

3-2 試管嬰兒是怎麼培養出來的？

　　「生命的意義在於創造宇宙繼起之生命。」然而，這個神聖的使命卻非人人都能做到，直到 42 年前，科學家才終於找到解決「不孕症」的途徑，此後，培育「試管嬰兒」的技術花開遍地，至今全球已有 800 萬人經由這個途徑誕生。

培育試管嬰兒很受罪　須是不得已才做

　　究竟試管嬰兒是怎麼培育出來的呢？參與培育國內首例試管嬰兒成功的陳樹基醫師說，「試管嬰兒」的培育，在學術上稱為體外受精與胚胎移植（In Vitro Fertilization and Embryo Transfer，IVF-ET），它的定義是不經過性行為，將精子和卵子取出，在體外完成精卵結合後，於胚胎實驗室培養，等受精卵分裂成胚胎後，再將胚胎移回子宮，繼續生長的過程。

　　但因涉及體外受精的操作，且培育試管嬰兒的女性要按時打針、取卵、等候受精成功、植入胚胎等，而且多半無法一次就成功，要一而再，再而三，多次反覆這個程序，例如在陳樹基醫師的治療記錄中，就有人做了 22 次才成功產子，過程非常辛苦。

　　所以，雖然以試管嬰兒技術協助受孕是很重要的醫學成就，早年也只針對輸卵管完全阻塞、輸卵管沾黏、子宮內膜異位症、精蟲稀少，或不明原因的不孕症病人採用試管嬰兒生殖，也就是「不得已才做」。

體外受精六步驟　重要設備有三項

如果罹患不孕症，而想要採用試管嬰兒方式生育，需經哪些程序以及需使用哪些設備呢？

有關培育的程序，根據報載，培育臺灣第一例試管嬰兒成功的北榮婦產部主任吳香達指出，體外受精過程包括六個重要步驟：

①病人的選擇；②誘導排卵；③準確取卵；④精蟲的洗滌；⑤體外受精及體外培養；⑥胚胎的移植。這些皆為成敗的關鍵。

關於設備方面，陳樹基醫師說，早年成立「試管嬰兒實驗室」，花費 300 萬元即可，用於購買設備及裝修無菌工作室等；如今各大醫院的婦產科都有「生殖醫學中心」，需花費一千多萬元才能設置完善。培育「試管嬰兒」的重要設備及程序如下述：

精液處理室

首先談處理精液的「精液處理室」。最早的人工受孕，只是把精液注射進入妻子子宮內，但有品質不佳及衛生問題。後來技術進步，設置「精液處理室」，進行洗精程序，包括去除精液內的雜質、淘汰不動或活動力差的精子、回收活力佳的精子，並將精液濃縮，其比例大約是使原本 2-3 西西的精液濃縮為 0.2-0.5 西西。

如果要儲存精子以備日後使用，可把濃縮為 1-2 西西的一管精液，加入冷凍保護劑後，置於快速冷凍機脫水，先置於攝氏零下 60-70 度的冰箱一、兩小時，再轉置於液態氮桶內保存，液態氮桶內溫度為攝氏零下 196 度，在此低溫下，一切生物反應都會停止，可保精子多年後仍新鮮可用。

取卵手術室

其次談取卵手術室，即處理卵子的地方。取卵程序是於婦女經期中，連續注射排卵針至少七天，以刺激排卵。可以天天到醫院注射，也可以自行注射。正常的排卵，每次只有一顆卵子，排卵針的主要成分為濾泡刺激素（FSH），會刺激卵巢，讓更多的卵泡長大，以期排出一顆以上的成熟卵子，以便於人工授精時，增加成功的機會。排卵針的激素也會促使子宮內膜變厚，準備讓受精卵著床。

排卵針分為「長療程」和「短療程」等兩種安排，醫師以此控制卵子成熟的速度；目的是希望獲得一定數量且品質優良的卵子，幫助女性懷孕。

一般婦女於經期中，本來只會排出一個卵子，注射排卵針後，醫師會採用超音波監控，見卵泡越來越多，甚至多達二、三十個，當其中幾個卵泡直徑大於 1.8cm，且 1.4cm 以上的卵泡數與血清雌激素水平相當時，便可注射「人類絨毛膜促性腺激素」（HCG），促使卵泡成熟。

每一卵泡內有一顆卵子。待卵泡夠大、夠成熟時，以腹腔鏡或「超音波取針」刺入卵泡內，吸出濾泡液；接著由胚胎師在顯微鏡下檢視濾泡液，找出其中的卵細胞，並判讀卵的成熟度，將成熟的卵子放置於新的培養皿內，再置於培養箱中，即讓卵子在攝氏 37 度的環境中，進行最後的成熟培養。

胚胎實驗室

再談胚胎實驗室，此室承擔了「精卵結合，胚胎養成」的過程，即胚胎生成的「第零天」至「第五天」：體外受精的方法是先準備好洗滌處理過的精子，接著取卵，將卵子移到玻璃製的培養皿中，於攝氏 37 度，

及 5％氧氣、5％二氧化碳和 90％氮氣中，培養 4 至 5 小時；再將精子放入培養皿中，把精、卵「送作堆」，亦即進行體外受精，這樣的精卵結合是自然結合，將此精卵結合形成的胚胎植入母體，培養成功的試管嬰兒稱為「第一代試管嬰兒」。

如果丈夫精液內的精蟲不足，或是活動力不夠，精子無法鑽進卵子，可採用「卵內單一精蟲顯微注射」（ICSI），即通過特殊設備儀器，對準卵泡漿內進行單一精蟲顯微注射，讓精子和卵子結合，這是人工強迫中獎式的結合，由此培養出的試管嬰兒稱為「第二代試管嬰兒」。

放置精卵的培養皿，須置放於模仿母體子宮環境的培養箱內培養。每天觀察是否受精以及發育的過程。傳統觀察方法是在取卵日次日的「第一天」，也就是大約 18 小時後，自培養箱中將培養皿取出，在顯微鏡下觀察，如果觀察到卵內有兩個原核，代表受精成功；再把培養皿放回培養箱中繼續培養，經第二天、第三天，至第四天發展為桑椹胚、第五天發展為囊胚，這段期間除了要觀察胚胎發展是否正常，還要更換培養液，原因是不同時期的胚胎，對養分需求不同。

胚胎縮時攝影　自影片觀察胚胎發展

由於每天將培養皿自培養箱中取出，會使培養箱內溫度、氣態等都受到影響，讓胚胎暴露於異常環境中。但前兩年剛問世的新設備「胚胎縮時攝影監控培養箱」（Time-lapse Incubator），箱內設有攝影機，可直接監控培養皿內的情況，每隔 10-15 分鐘拍照一次，再將長達五、六天的胚胎生長過程以快速播放的方式，濃縮成約一分鐘的影片。醫師即可自影片了解胚胎發育情形，得知哪些胚胎發育較佳，不必每天將培養皿自培養箱中取出。

經由自然篩選機制後的囊胚，生長潛力佳，可經由陰道及子宮頸，

植入子宮腔內，使其著床，這個程序稱為「胚胎轉移」，早年成功率只有一成多，現在的成功率可達五、六成。如果有多餘的胚胎，可以用液態氮冷凍儲存，如第一次著床失敗，可於次月將儲存的胚胎解凍，再植入母體子宮，成功率可達六、七成。

　　過去會擔心胚胎轉移失敗，所以可以同時植入子宮數枚胚胎，但也易造成雙胞胎或三胞胎，甚至多胞胎，如果超過三胞胎，會對母親及胎兒造成風險，此時可以進行「減胎」，從而減少多胞胎的發生。

3-3 試管嬰兒技術的演進

　　民國 48 年，美籍華裔生殖生物學家張明覺博士在動物實驗中，培育出兔子「試管嬰兒」，證實人類「人工體外受精」和「培育試管嬰兒」的可行性。此後，許多科學家努力鑽研；民國 67 年，全球首例「試管嬰兒」露薏絲・布朗在英國誕生；民國 74 年，臺灣第一例試管嬰兒誕生，如今臺灣每年誕生近萬名試管寶寶。

　　一甲子以來，培育試管嬰兒的排卵藥物、取卵技術、胚胎培養技術、植入胚胎的技術，隨著時代巨輪不斷演進，解決許多不孕症夫妻的困難，已在全球培育出 800 萬名試管嬰兒，堪稱醫學史上極大的成就。

3-3-1 排卵藥物的演進

　　自從民國 67 年（西元 1978 年），全世界第一例試管嬰兒露薏絲‧布朗在英國誕生，世界各國對於治療不孕症、培育試管嬰兒風起雲湧，至今已培育超過 800 萬人。因培育過程需使用數種排卵藥，而早期的排卵藥不夠理想，且在排卵期的不同階段，所需的荷爾蒙比例不同，或有若干副作用，不易對症下藥，所以數十年來，科學家不斷研究改良，排卵藥也不斷演進。

　　排卵藥物大致包括：濾泡刺激素（FSH）、黃體化激素（LH）、人類絨毛膜促性腺激素（HCG）、黃體素（PRG）、促性腺激素釋放激素（GnRH）等。

FSH與LH週期性運作　產生排卵和月經

1. 排卵生理概述：

　　談到排卵藥，就必須先了解正常的排卵生理。每位女性從出世起，卵巢內就裝滿了無數原始卵泡（也稱濾泡），或多或少，這些卵泡會自然性的消耗，且消耗很快，等到進入青春期，大概只剩下三、五百萬個，從此大致每月定期地一批批出發，每批 300 至 5,000 個卵泡不等，邁向成熟而步上排卵之路，但最終只有一個卵泡能完成發育，成功把卵排出，其他的都自然消退了。

　　而主導這整個過程最重要的兩種荷爾蒙就是濾泡刺激素（FSH）與黃體化激素（LH），在它們的週期性運作下，產生週期性地排卵和月經。

最早的排卵藥是口服的 Clomiphene Citrate，它的作用就是刺激腦部中樞，加強對濾泡刺激素與黃體化激素的分泌，從而達到加強排卵的目的。到了民國四○至五○年代（西元 1950 至 1960 年代），又有針劑排卵藥「人類停經後性腺刺激素」（HMG）問世。

從人為的黃體化激素高峰　可掌握排卵時間

國際上早年培育試管嬰兒，都是採用口服與針劑排卵藥並用，也就是每天口服 Clomiphene Citrate，與隔日注射「人類停經後性腺刺激素」（HMG），兩者混合使用，當年臺北榮總培育試管嬰兒也是如此。

自然排卵現象是濾泡期的卵泡成長到成熟階段時，雌激素（E2）分泌達高峰，會誘使黃體化激素（LH）的分泌急劇上升，形成所謂的「黃體化激素高峰」（LH surge），然後很快的，黃體化激素的分泌急降，促使成熟的卵泡排出來。科學家研究發現，在黃體化激素高峰開始後約 36 小時就會排卵，這就給了臨床醫師判斷「什麼時候會排卵」的極佳參考依據。

可是黃體化激素何時會開始急劇上升，卻很難掌握。所幸科學家發現「人類絨毛膜促性腺激素」（HCG）與黃體化激素（LH）在基本結構上有類似之處，也知道注射高劑量「人類絨毛膜促性腺激素」（HCG）會產生類似黃體化激素高峰的效果，因此應用到臨床上，正好可以安排人為的黃體化激素高峰，以掌握排卵時間，此即所謂的「破卵針」。

試管嬰兒問世　HMG需求大增

2. 濾泡刺激素（FSH）和黃體化激素（LH）：

早在民國四○至五○年代（西元 1950 至 1960 年代），「人類停經後性腺刺激素」（HMG）排卵藥已經問世，其成份為性腺刺激素，內

含濾泡刺激素、黃體化激素各 75 單位，用於促進卵巢排卵。

　　「人類停經後性腺刺激素」是自停經婦女的尿液中提取煉製的，為何停經婦女尿液中會有這麼多性腺刺激素呢？原因是中樞神經發現停經婦女不再排卵，致使血中雌激素（E 2）濃度很低，於是指揮腦下垂體分泌性腺刺激素，期促進排卵，但其實婦女已停經，無法再排卵，而中樞神經繼續指揮分泌，所以停經婦女尿液中有大量的性腺刺激素。

　　「人類停經後性腺刺激素」含有的濾泡刺激素和黃體化激素，比例是 75：75，由於試管嬰兒問世，此激素需求大增，促進了新知。科學家發現，月經後 12 至 14 天的濾泡期，主要是需要濾泡刺激素，而黃體化激素不能太多，否則會影響卵子的品質，故希望將排卵藥純化為只含濾泡刺激素，但技術上無法完全做到，到了民國七〇年代（1980 年代），才出現新的排卵藥，即純化的濾泡刺激素（FSH）針劑，所含濾泡刺激素和黃體化激素的比例是 75：1。此後，婦女接受培育試管嬰兒時，不再吃口服藥，改為只注射純化的濾泡刺激素針劑，而且一次注射兩針的分量。

進步再進步　排卵藥功能接近需求

　　科學家繼續努力，於民國八〇年代（1990 年代），發展出高純度的濾泡刺激素（FSH）排卵藥，所含濾泡刺激素和黃體化激素的比例是 75：0.1。

　　此時，又發生原料不足的問題，過去藥廠多是向特定團體的停經婦女收集尿液製作，但因需要培育試管嬰兒的婦女太多，特定團體停經婦女的尿液不敷所需；另方面，藥廠又無夠大的空間儲存那麼多尿液。到了民國 66 年（西元 1977 年），以新技術合成新的排卵藥，即 Recombinant FSH 問世，由世界兩大藥廠生產，所含濾泡刺激素和黃體

化激素的比例是 75：0。

卵子成熟過程中，不能完全沒有黃體化激素（LH），民國66年（1977年），合成的黃體化激素（Recombinant LH）也問世，至此，臨床醫師可以自由搭配不同的濾泡刺激素（FSH）與黃體化激素（LH）比例。

民國89年（2000年）以後，藥廠又回頭生產自尿液提煉的、純化的排卵藥HMG，原因是專家認為含有微量黃體化激素（LH），排卵效果更好，這種新藥即HP-HMG。

在家自行注射排卵針　人性化又方便

3. 人類絨毛膜促性腺激素（HCG）：

繼濾泡刺激素（FSH）與黃體化激素（LH）都人工合成問世，合成的人類絨毛膜促性腺激素（HCG）也很快問世，此即破卵針，於卵子夠成熟時，趕在人體自發的黃體化激素高峰期前搶先注射，可算準時間，即36小時後進行取卵，不會錯過最佳的取卵時間。

破卵針只需在最後階段打一針，但濾泡刺激素（FSH）必須每天注射，造成金錢、時間負擔之外，皮肉痛也是問題，幸好在民國98年（2009年）之後，有長效型的濾泡刺激素新藥問世，打一針可抵舊針劑的七天，其餘六天可以不打針，問題是無法隨時調整劑量；另外一種新藥的成份是濾泡刺激素與黃體化激素以2：1的比例製成，可以免去同時注射兩種針劑的痛苦。

一般而言，越純化的藥物，打針越不痛，越人性化。經由不斷發展，如今欲培育試管嬰兒的婦女，已可以在家自行注射排卵針，即在肚臍下寬約五公分的帶狀肚皮上，自行持針筒扎入注射，人性化多了，也方便多了。

新型黃體素針劑　大減求子婦女的痛苦

4. 黃體素（PRG）：

「黃體素」（Progesterone，簡稱 PRG 或 P4），又稱助孕素。婦女自月經來臨開始，腦下垂體會分泌大量性腺刺激素（主要為 FSH 及 LH），刺激左、右卵巢的濾泡發育長大。到了月經中期，約第 12-14 天時，濾泡成熟並且排卵，濾泡內含有幾萬個濾泡細胞和一個卵子，當濾泡破裂，將卵子排放出來，卵巢的濾泡細胞就轉變為黃體細胞，開始分泌大量黃體素，以支持子宮內膜，準備讓受精卵著床。如果黃體素分泌不足，就不易受孕，所以黃體素對於一般婦女或欲做試管嬰兒的婦女都很重要。

早在民國 74 年臺北榮總培育出第一個試管嬰兒以前，國內已有兩種黃體素藥物，分別是口服藥和注射針劑。早期的口服黃體素藥效溫和，但經腸胃吸收後，會被肝臟分解掉，作用大打折扣。

黃體素針劑效果比較好，但藥物本身是油性的，性質濃稠，不容易注射，挨針者也很疼痛。早年欲培養試管嬰兒的婦女，於胚胎植入後，必須每天注射黃體素兩星期，而且常常是每天早晚各注射一針，即一天兩針，致挨針的左右臀部都腫起來，又很疼痛，往往令挨針婦女走路都困難。

到了 20 年前，新的口服黃體素問世，可避免經腸胃道吸收後，被肝臟分解掉。15 年前，又有一種陰道塞劑黃體素出現。對欲培育試管嬰兒的婦女，有時採口服、注射及塞劑，三管齊下；直到三年前，終於出現接近水性、長效的注射針劑，每週只要注射一針，於兩週的黃體期一共只要注射兩針，大幅減輕培育試管嬰兒婦女的痛苦，所以現在藥物選項多了，也更人性化了。

發現GnRH的兩極功能　夏利獲諾貝爾獎

5. 促性腺激素釋放激素（GnRH）：

　　接者談「促性腺激素釋放激素」（GnRH），此為生殖內分泌系統的中樞調節性荷爾蒙。民國 60 年（西元 1971 年），美國科學家夏利（Andrew Schally）經由羊的實驗證明「促性腺激素釋放激素」是經由脈動性、低劑量分泌而達到正面刺激作用；但若改為高劑量、持續性分泌，則結果是先刺激而後抑制的作用，此一發現讓他獲得民國 66 年（1977 年）諾貝爾生理學或醫學獎。

　　「促性腺激素釋放激素」是由下視丘神經元製造，貯存於下視丘，它以週期搏動方式，每隔半小時至兩小時分泌一次，經由門脈系統進入腦下垂體，結合腦下垂體上的促性腺激素釋放激素受體，刺激腦下垂體的胜肽刺激神經元（gonadotrope），合成並分泌性腺刺激素，即濾泡刺激素（FSH）及黃體化激素（LH）。

使用起動劑和拮抗劑　掌握排卵時間

　　月經後 12 至 14 天，因卵巢濾泡成長而分泌雌激素（E2），且因雌激素漸增而達高峰時，即誘發黃體化激素高峰（LH surge）而排卵，原卵泡變成黃體，受黃體激素作用而開始分泌黃體素，此時，如卵子受精而形成胚胎，則會準備著床受孕；如未受精，則兩週後黃體漸衰，而黃體素越來越低，終至無法維持子宮內膜，於是子宮內膜脫落而形成月經來潮。

　　「促性腺激素釋放激素」是由十個胺基酸組成的胜肽荷爾蒙，科學家發現，如將「促性腺激素釋放激素」十個胺基酸的第六和第十個胺基酸，以其他胺基酸代替，則效果加強為十幾至二十倍。科學家於民國八

〇年代（1990 年代）合成這種「促性腺激素釋放激素」，稱為同類素（analogue），它分為起動劑（agonist）和拮抗劑（antagonist）兩種。

　　婦女接受試管嬰兒培育而注射排卵針至尾聲時，常因血中雌激素（E2）漸漸升高，誘發自發性黃體化激素高峰（LH surge）急劇升高，打亂取卵的最佳時機而造成困擾，因此臨床上利用起動劑先刺激而最終是抑制的特性，可以有效阻止這種自發性的黃體化激素高峰，取卵的計畫就不會受到影響。

　　科學家後來成功合成的拮抗劑（antagonist），其不同於起動劑之先刺激後抑制，而是立即性地抑制，效果更好。應用到臨床上，大大地縮短療程，但因初期的拮抗劑副作用太太，無法應用於臨床，經過十年的研發才製成現在的拮抗劑。

注射拮抗劑　緩解排卵針藥副作用

6. 如何抑制副作用：

　　最後談到藥物的副作用。針對欲培養試管嬰兒的婦女，自月經前到胚胎著床成功，確定懷孕為止，一共要注射濾泡刺激素（FSH）、黃體化激素（LH）、人類絨毛膜促性腺激素（HCG）、黃體素（PRG）、促性腺激素釋放激素（GnRH）等五種針藥，往往會產生副作用，但也有輕重好壞之分。

　　其中副作用最嚴重的是濾泡刺激素（FSH）及人類停經後性腺刺激素（HMG），如果藥效反應太好，造成排卵很多，達到注射目的，這是好事；但產生「卵巢過度刺激反應症候群」（OHSS）副作用的風險也高，嚴重時會產生腹漲、腹水、腹痛；腹水甚至淹沒肺部，導致喘息，約兩星期無法平躺，無法睡覺，甚至導致死亡。

　　好在因為拮抗劑（antagonist）的問世，除了可抑制自發性黃體化

激素高峰（LH surge）的發生外，還可以減緩卵巢過度刺激反應症候群（OHSS），也就是說，如果注射排卵針的效果太好了，兩個卵巢像兩串葡萄一樣，卵泡很多，顯示有卵巢過度刺激反應症候群（OHSS）的風險時，應該馬上注射拮抗劑，即可有效緩解副作用，且不影響試管嬰兒的處理，所以這種副作用現在已經很少發生。

3-3-2 取卵技術的演進

英國成功培育全世界第一個試管嬰兒露薏絲・布朗的過程，
於取卵方面是使用腹腔鏡取得，後來世界各國也都跟進，但這項
手術其實對婦女存在一定的風險，有極大的改進空間。

腹腔鏡用途多　卻是侵入性手術

腹腔鏡手術是一種侵入性的婦科手術，早年使用於診斷多於使用於
治療，但後來卻發現適合用於診斷和治療不孕症。它具有不開腹、恢復
快、損傷小、疼痛輕等顯著優勢。早年在婦科臨床上尚未廣泛應用，近
年隨著微創手術概念的興起，而被廣泛應用。

醫師以腹腔鏡取卵，是讓罹患不孕症的婦女躺在開刀房手術檯上，
施以全身麻醉，然後在她腹部刺穿三個小洞，小洞面積比原子筆直徑稍
大，第一個小洞在肚臍下，醫師將配備燈光的微型攝像頭由此洞伸入腹
腔，觀察子宮、左右卵巢和輸卵管，另外在肚臍兩側的腹部小洞伸進器
械，由醫師左右手分別操作，就好像使用西式餐具的刀叉。

醫師以左手操作鑷子，夾起輸卵管或卵巢，固定位置，再用右手
操作探針，刺進卵巢內的濾泡（卵泡），抽出濾泡內的濾泡液（卵泡
液），使流入備置體外的收集管，然後立刻交由隔壁的實驗室，由技
術員使用顯微鏡觀察其中是否有卵子，以及卵子是否成熟；相同的動
作會進行多次，以儘量收集卵子，有時候可以收集到二、三十個，以
備發展受精卵之用。

如腹腔內沾黏　必要時剖腹取卵

手術後，醫師會把三個小洞縫起來，如果順利，手術時間約二、三十分鐘，患者休息一小時即可回家。

但如果自伸入腹腔的微型攝像頭觀察發現腹腔內的器官沾黏，例如曾經進行下腹部手術，又或有子宮內膜異位症，造成腸子、子宮、卵巢、輸卵管、膀胱沾黏成一坨，看不出誰是誰，便會造成取卵的困難，此時有經驗的醫師會判斷卵巢的位置，用探針刺入，試著抽取濾泡液，往往也會有一些成果。

如果無法刺中濾泡，抽不到濾泡液，醫師只好採取剖腹手術，切開肚皮，翻出卵巢，抽取濾泡液，如此，挨刀的婦女就比較受罪。所以，門診時醫師會問病人過去是否曾因盲腸炎、腹膜炎等開刀，以了解是否可能發生腹腔內沾黏而妨礙取卵。

為避免剖腹取卵，後來有醫師想到以腹部超音波導引，將取卵針經過尿道，穿過膀胱至卵巢，這樣也可以成功取卵。

自陰道伸入探針　刺入卵巢抽取濾泡

不久，醫界又發明以陰道超音波導引，直接自陰道伸入探針，刺入卵巢抽取濾泡的方法，手術簡單有效，如今廣泛用於取卵手術，且成為唯一的方法。

再談談取卵的副作用問題，早年以腹腔鏡取卵，要在肚皮穿刺三個小洞，如果病患有腹腔沾黏情形，穿刺可能會傷到腸子、輸尿管、膀胱，不過，使用抗生素或消炎藥處理，都可以治好。

後來採用穿過膀胱至卵巢取卵，因為傷到膀胱，會造成暫時性血尿，但通常休息半天、一天便可自癒。

　　等到發展至採用陰道超音波，自陰道伸入探針，穿刺至卵巢取卵，也可能造成腸子或膀胱受傷，醫師也是使用抗生素或消炎藥處理，通常都沒有問題。不過，曾有報導發生骨盆腔發炎積膿的情況，這表示使用的抗生素壓不住病菌，此時可使用超音波和探針將積膿抽出，換別種抗生素治療，不久即可康復。

3-3-3 胚胎培養的演進

　　培育試管嬰兒是醫療新技術，因為採用人工體外受精，所以一定要使用培養箱和培養液來保護精、卵、受精卵和培養胚胎，但早年對此的研究剛起步，設備和功能都不到位，造成培育成功率不高，此後科技慢慢進步，終於使試管嬰兒花開遍地。回顧數十年來培養箱和培養液的發展，可謂日新月異。

培養箱越改越好　又增縮時攝影功能

1. 胚胎培養箱的演進：

　　民國 72 年以前，培養胚胎使用的培養箱就像冰箱，有一扇大門，一打開大門就看到箱內有好多層，每一層可放一、二十個培養皿。為觀察培養皿內的胚胎發育情形，每天要多次打開培養箱門，把培養皿輪流取出觀察，每次開門都會使箱內原本設計適合胚胎發育的環境改變，即造成溫度、濕度、氣態改變，不利於箱內所有培養皿中的胚胎發育。

　　為防止打開培養箱門而影響箱內環境，民國八○年代發明一種微滴油（micro-droplet of oil）技術，使用方法是把含有胚胎的微量培養液置於培養皿內，再以微滴油覆蓋，這樣，即使將培養箱門打開，仍可保護培養液和其中的環境不變，有利胚胎成長。

　　之後，胚胎培養箱發展到每一層都有一扇門，每次打開一扇門，不會影響到別層培養皿的環境；至民國 90 年以後，新形式的培養箱有幾十個小門，每個培養皿各有一扇小門，每次開門取出培養皿，只影響這一個培養皿的環境，不影響其他培養皿。

　　近兩年剛流行的「胚胎縮時攝影監控培養箱」（Time-Lapse Incubator），通過縮時攝影系統和創新技術，可連續觀察培養箱中培養皿內的情況，每隔 10 分鐘拍照一次，又因使用不必更換的培養液，故可培育胚胎至第五天，都不需開箱門取出培養皿，便可在連線電腦上，看見胚胎發育變化連續照片構成的影片，並結合 AI 人工智慧，和使用大數據，使評估標準化，由此了解胚胎發育情形，進一步篩選出發育正常的胚胎來植入子宮，增加懷孕率及活產率。

陳維多教授指導　北榮突破瓶頸

2. 胚胎培養的演進：

　　有關胚胎的培養，最初從動物實驗著手，利用倉鼠（Hamster mouse）的卵進行受精實驗，確定可行再應用到臨床；培養人類胚胎的程序是先取得精液，進行洗精，然後用腹腔鏡取卵，一取出卵子，即刻將精卵混合「送作堆」，但起初一直失敗，無法使卵子受精，原因不明。後來參考國外經驗，才知是因剛取出的卵子尚未達最成熟階段，所以要把取出的卵子置於培養箱內等待四、五小時，再將精液混合，結果果然成功。

　　民國 72 年底，旅美「試管嬰兒」專家陳維多教授回國，（照片見 P.111）當時臺北榮總正在為胚胎分裂不良而傷腦筋，陳教授參觀後指出培養箱內濕度不夠，這點可從透明的培養箱門沒有附著一層霧狀水珠看出。她指導北榮應放一盤水在培養箱底層，試管嬰兒小組照辦後，果然改善了情況，胚胎開始分裂良好，終於成功培育出國內第一個試管嬰兒。

早期培養液　手工調配不精準

3. 培養液的演進：

　　培養液是從事任何細胞培養都必需的，它可以提供胚胎成長所需

的營養及協助清除代謝廢物，相關成分包括：丙酮酸（Pyruvate）、葡萄糖（Glucose）、乳酸（Lactate）、胺基酸（CAA 及 ICMAA），及 EDTA（乙二胺四乙酸）、Albumin（白蛋白）、Hyaluronan（玻尿酸）等添加物，以提供不同時期的胚胎較好的成長條件。

　　國內最初使用的培養液都是按配方自行配製，各種成分都要使用天平秤準後使用，還要注意胚胎發育所需的酸鹼值及滲透壓，很花費時間，成分也未必精準。後來試管嬰兒技術在各國遍地開花，於是出現商用的培養液，成分精準，品質良好。

　　隨著對胚胎發育的了解，以及培養技術的進步，科學家發現胚胎在培養皿的五天當中，每天所需要的培養液成分、比例都不同，而且越研究越發現情況複雜，培養皿需要每天更換不同的培養液，所以市面出現多種培養液；民國九〇年代，終於出現不必天天更換的 One step 培養液，只要使用這一種，就不必更換，於是方便多了。

商用培養液配方標準　試管醫術展鴻圖

　　由於使用培養皿和培養箱培養胚胎，畢竟不如人體原有的發育環境，科學家構想，胚胎在人體成長時，或許生殖器官會分泌一些適合懷胎發育的物質，和代謝分解胚胎發育過程產生的有毒物質，於是在婦科手術時，取下一些輸卵管上皮細胞、子宮內膜細胞、卵丘細胞，加入培養液，注入培養皿，這些細胞稱為滋養層細胞（feeder layer），希望提供一種類似體內的環境，克服體外發育阻滯，促進早期胚胎發育；提高胚胎品質、增加胚胎種植率和妊娠率、降低流產率，結果果然提高一點成功率，這個辦法稱為「共同培養」（Co-Culture）。

　　不過，時代進步，現在科學家及醫界對培育試管嬰兒更加了解，無論技術、設備、培養液都比過去進步，成功率已達五、六成，「共同培養」早已不再使用。

3-3-4 植入胚胎的演進

　　自從開始發展試管嬰兒技術，植入胚胎的方法已自第一代演進到如今的第 3.5 代，成功率自最初的兩成，發展到如今的五、六成。

　　在試管嬰兒出現前，已有原始的人工受孕方法，即對生育能力正常卻無法受孕的夫妻，採用取得丈夫精液，直接注入妻子子宮內的方法，早年稱之為 AIH（丈夫精液人工授精），現在稱為 IUI（子宮內人工授精），讓精卵自然結合受孕，但治療範圍也只有這麼簡單。

　　民國 74 年，全國第一個試管嬰兒的誕生，是以腹腔鏡取得卵子後，置入培養皿，過了四、五個小時，將經過洗精程序的精液注入，將培養皿置入培養箱，於次日起觀察，後見精卵結合為受精卵，兩天後發展成胚胎，即將胚胎植入子宮，使之著床受孕而獲得成功。但當年這樣的治療方法，平均成功率只有兩成。

禮物嬰兒及胚胎輸卵管植入術　成功率較高

第一代：自然結合

　　之後，植入胚胎的技術演進，民國 76 年至 78 年，有了新的植入術，但施術卻有條件，即至少有一條輸卵管仍能正常運作，分別是：

1. GIFT（Gametes Intra Fallopian Transfer）：民國 76 年出現，稱為「配子輸卵管植入術」，也稱為「禮物嬰兒」。所謂的配子，就是精子和卵子。一般都是夫妻嘗試過幾次子宮內人工授精

（IUI）失敗以後，再進一步採取的方法。先以腹腔鏡取卵，並選出較成熟的一個卵，此時，先生的精液已經先行洗滌完畢備用，於是以導管先吸入少量培養液，再吸入卵子，最後吸入精液，然後馬上透過腹腔鏡將導管伸到輸卵管內注入，整個過程約 30 分鐘完成。精卵是否結合成功、是否發育成胚胎、是否著床成功受孕，需等兩個星期後揭曉，但成功率提高，可達到三成。

2. TET（Tubal Embryo Transfer）：民國 77、78 年的新技術，稱為「胚胎輸卵管植入術」，方法是用腹腔鏡手術取卵後，先進行一般的體外受精及胚胎培養作業，到第三天形成胚胎後，選擇兩個分裂良好的胚胎，再次以腹腔鏡植入輸卵管內，之後重覆動作，放到另一側輸卵管。這種方式，可在體外觀察受精卵分裂的情況，選擇最佳的胚胎植入子宮，使成功率提高到四成。缺點是必須前後兩次做腹腔鏡手術，第一次取卵，第二次於三天後植入胚胎。

冷凍胚胎留生機　植入宜避多胞胎

第 1.5 代：冷凍胚胎

冷凍胚胎，是用液態氮桶冷凍，內部溫度為攝氏零下 196 度，在這個溫度中，細胞所有化學、生物反應皆停頓，故可長期儲存，但依人工生殖法規定，胚胎最多只能儲存十年。

早年培育試管嬰兒時，為提高成功率，會多生產一些胚胎，甚至達二、三十個，那時尚未立法規定植入子宮的胚胎數目，醫師為提高著床率，會多植入幾個胚胎，這可能會造成多胞胎，對孕婦造成太大負擔及風險，又造成胎兒在子宮內太過擁擠而早產，都非常危險。

所以醫界有共識，每次只植入子宮少數胚胎，如果發現植入的胚胎大多著床，可能發展成多胞胎時，便須建議減胎，最多留下雙胞胎。

早年國外曾經出現試管嬰兒八胞胎,這種情形現在不可能再發生。

但每次只使用少數胚胎,剩下的胚胎如不使用就形成浪費,至民國 80 年左右,發展出以液態氮桶冷凍胚胎的方法,例如培養出許多胚胎,但第一次只使用少數胚胎,而將其他胚胎冷凍保存,如果第一次胚胎著床失敗,可於次月將少數冷凍胚胎解凍,再次植入子宮,爭取著床。

植入及銷毀胚胎　人工生殖法規定嚴格

民國 96 年「人工生殖法」公佈實施,規定每次培育試管嬰兒,最多只能植入四個胚胎;冷凍胚胎只能儲存十年;如受術夫妻婚姻無效、撤銷、離婚或一方死亡,冷凍胚胎即應銷毀。

保存冷凍胚胎的費用分為冷凍費及保管費,每位胚胎主人一年只要負擔新臺幣五、六千元的保管費。很多胚胎主人即便已成功培養試管嬰兒,過了十年仍不肯銷毀冷凍胚胎,而各醫院生殖中心如未取得胚胎主人的同意,即使收不到保存費,也無權銷毀胚胎,形成各醫院生殖中心的負擔。

胚胎的冷凍可不簡單,國外專家在民國七〇年代之初開始著手研究,至民國 73 年,澳洲宣布世界第一例用冷凍胚胎孕育的試管嬰兒誕生,此後各國加強改進技術,以保存多餘的胚胎。我國也在民國 78 年宣布第一例冷凍胚胎孕育的嬰兒誕生。

此外,冷凍胚胎技術日益進步,以前採用「慢速冷凍技術」(slow freezing),每次需費時三、四小時,工作負擔沈重;現在採用「超快速冷凍技術」(ultra rapid freezing),每次只要十幾分鐘就完成。

兩方法助孕　精蟲不足問題有解

第二代：卵內單一精蟲顯微注射

　　生命源自精卵結合，缺一不可。精卵的結合，需由眾多精蟲包圍卵子，並由這些精蟲頂部同時釋放酵素，軟化卵膜，其中一隻活動力最強的精蟲會率先鑽入卵子，形成受精卵，再發育為胚胎；男性不孕症多因精液中精蟲少、精蟲活動力弱，甚至根本沒有精蟲，於是共同釋放的酵素不足，無法軟化卵膜，縱然精液中有少數精蟲，也無法鑽入卵內，卵子便無法受精，沒有機會形成胚胎。

　　早年，醫師對此束手無策，後來發明「卵內單一精蟲顯微注射」技術（IntraCytoplasmic Sperm Injection 簡稱 ICSI），用於試管嬰兒的培育，極有成效，方法是取出卵子後，置於培養液中，在顯微鏡下，將之固定位置，再以針管吸取精液內一隻精蟲，以顯微技術將針管插入卵子，將精蟲注入，然後把卵子置於培養皿及培養箱內，次日起觀察卵子，如果有形成兩個原核，便知受精成功。

　　顯微注射技術是人工生殖技術的里程碑，可以解決男性精蟲稀少，或活動力不足的問題，但如果精液內完全沒有精蟲，因精卵缺一不可，卵子還是無法受精。幸好，後來發明用針管刺入睪丸抽取精蟲，或是開刀將睪丸切片的方法，可以在顯微鏡下，自睪丸切片中找尋精蟲，這些辦法大多可以找到精蟲，縱然精蟲活動力不足，也可用針管抽取一隻，刺入卵子，將精蟲注入，有七成的機會發展成受精卵。

　　近年來，臺北榮總醫師李新揚又發展出「顯微鏡下的睪丸切片取精蟲術」（Micro Testicular Sperm Extraction, MTESE），方法是將患者麻醉後，用顯微鏡把他的睪丸組織放大，在顯微鏡的引導下對睪丸切片取精，如此便可增加找到精蟲的機率，減少睪丸組織與血管所受到的傷

害，約二、三十分鐘就可完成，效果良好。

胚胎切片檢查　優生利器

第三代：胚胎切片檢查（PGS ／ PGD）

　　胚胎切片檢查是以優生角度研發的技術，許多婦女做試管嬰兒時會問胚胎是否正常，也就是擔心胚胎不夠正常，生下有缺陷的寶寶，然而，胚胎內的基因是否正常、是否帶有遺傳疾病，無法用肉眼自顯微鏡看出來。

　　欲了解胚胎的基因問題，可以用顯微技術抽取胚胎內的細胞質，以分子生物學的技術進行觀察篩檢，這又分為兩種，分別是：

1. **PGS：胚胎著床前基因篩檢（Preimplantation Genetic Screening）：**
通常是夫妻雙方的精卵並無染色體問題，但為了篩檢胚胎染色體上的基因是否正常，以及希望選到染色體基因正常的胚胎植入，以提高著床率，這同時可達到減少植入胚胎的目的。唯人類基因數目上億，究竟哪些基因會引起先天異常，目前所知有限，因此PGS 結果正常並不表示百分之百正常。

2. **PGD：胚胎植入前基因診斷（Preimplantation Genetic Diagnosis）：**
是在胚胎植入前，以基因診斷技術避免植入患有基因疾病或染色體異常的胚胎。通常是針對某種基因異常造成的先天毛病，如地中海型貧血，便可透過這項技術，避免把毛病遺傳給下一代。

胚胎縮時攝影監控　觀察胚胎免開箱

第 3.5 代：胚胎縮時攝影監控培養箱

　　培養試管嬰兒的過程中，須每天自培養箱將培養皿取出觀察，判斷胚胎的優劣，但外在環境會影響發育中的胚胎，也只看得到外形，

取得資料有限；近年問世的胚胎縮時攝影監控培養箱（Time-Lapse Incubator），內建了攝影機，全天候紀錄胚胎生長的過程，每十分鐘拍照一次，所以不必將培養皿從培養箱取出，就能自照片或影片獲知胚胎是否正常分裂、細胞數目是否正常、是否有碎片，以提高優選率與著床成功率。

胚胎縮時攝影監控培養箱也結合 AI 人工智慧，可依大數據所訂評估標準，選出質佳的胚胎植入，對高齡、卵巢功能不良、取卵數較少的不孕女性十分有利。

此外，對於欲進行 PGS 的不孕患者，也可以利用胚胎縮時攝影監控培養箱挑選分裂正常的胚胎送檢，不必把全數胚胎送檢，節省龐大檢測費。

3-4 成敗悲喜故事

　　懷胎生育、享受親子生活乃人倫天性，但少數夫婦因為生殖系統出了點問題，無法生育，十分遺憾，直到醫界發明了培育試管嬰兒的技術，才解決多數不孕夫婦的問題。不過，有些治療不孕症的夫婦不幸失敗；有些歷盡艱辛，甚至做了 22 次試管嬰兒才求子成功；也有些懷了三胞胎，居然能輕輕鬆鬆足月生產，其中的悲喜，動人心弦。

培育試管嬰兒22次　把夭折獨子生回來

　　據曾經在臺北榮總、國泰、中山醫院生殖醫學中心從事試管嬰兒培育的陳樹基主任回憶，民國七〇年代末期，臺北縣（今新北市）一對三十多歲的夫婦到北榮婦產部求子，由他治療。這對夫婦曾育有一子，大約至國小階段不幸夭折，夫婦十分悲痛，很想把孩子生回來，但一直無法再孕，因而求診。

　　陳樹基為他們培育試管嬰兒，但未成功；過了不久，這對夫婦又來求子，但屢試屢敗，屢敗屢試。後來，陳樹基醫師離開榮總，到國泰醫院擔任生殖醫學中心主任，這對夫婦也轉到國泰繼續努力，一共做了五、六年，培育了 21 次都失敗。但婦人意志堅強，丈夫也不反對，於是繼續努力。

　　陳樹基說，早年培育試管嬰兒非常艱苦，像這位婦人培育這麼多次，需要相當的經濟實力和堅強的意志。原因是早年需用腹腔鏡取卵，

每次要在婦人的腹部穿三個洞，每一次要打很多次排卵針和黃體素針，打黃體素針又很痛。那個年代還沒有現在的「玻璃化冷凍」技術，無法一次冷凍保存二、三十個卵子或胚胎，以供多次使用，所以無法每個月都培育試管嬰兒，一年只能做三、四次，可是這對夫婦都不氣餒，再接再厲。

直到第 22 次，陳樹基為這名婦人抽血驗孕，發現懷孕指數升高，顯示胚胎著床成功，他立即打電話通知，由這對夫婦的丈夫接電話，他聽說後不相信，回話說：「別尋我開心了，我可以承受的。」陳樹基鄭重向他宣告：「是真的！」這對夫婦於是興高采烈的每星期到國泰醫院做兩次追蹤檢查，三個星期後，用超音波掃描子宮，證實懷孕成功，九個月後，平安生下男嬰。

這對夫婦疼愛這個得來不易的兒子，態度十分低調，不肯接受採訪，所以這段艱難的奮鬥歷程，一直未為外界得知，算起來，這名男嬰如今已經快三十歲了。

陳樹基第二件印像深刻的是另一對臺北縣的夫婦，其丈夫四十多歲，妻子也快四十歲了，膝下猶虛，民國七〇年代後期，他們到臺北榮總婦產部求子。

陳樹基為婦人使用排卵藥、進行人工授精，再將胚胎植入子宮，但未能著床，原因不詳，而且做了三次都未成功。這對夫婦很失望，決定放棄。後來，他們夫婦寄了一張在山坡菜園旁烹調、就地野餐的照片給陳樹基，表示從此回歸山林，不再執著求子了。

只植入兩個胚胎　竟懷了四胞胎

第三個故事內容稀奇。去年，一對三十多歲的夫婦因不孕到臺北市中山醫院婦產科求診，經培育幾個胚胎，只將其中兩個植入婦人子宮，

希望至少有一個能夠著床，14 天後驗孕，發現一次就成功了，而且懷孕指數比一般情況高很多，陳樹基懷疑可能是雙胞胎。

兩、三個星期後，他以超音波掃描婦人的子宮，一看嚇一跳，原來子宮出現四個胎囊，也就是原來植入的兩個胚胎各自分裂為雙胞胎，且都著床成功，這樣就會形成四胞胎，對孕婦和胎兒產生太大的負擔和風險。

陳樹基與這對夫婦商量後，決定減胎為雙胞胎，後續懷孕過程順利，至懷胎五、六個月時，發現留下的雙胞胎是龍鳳胎，一舉得兒女，令夫婦很高興，後來順利生產。陳樹基查過文獻，發現全世界試管嬰兒出現這樣情形的只有兩、三例，不過這對夫婦也很低調，不肯接受採訪，故外界也都不知道。

還有兩個三胞胎的案例非常特殊。陳樹基說，雙胞胎的自然發生率為八十分之一，三胞胎為六千四百分之一，回憶發明培育試管嬰兒技術之初，因為植入一個胚胎的著床成功率很低，直到現在，成功率也才提高到二分之一，所以在實施人工生殖法之前，醫師都會在女患者子宮內多植入幾個胚胎，期提高著床成功率，但有些人的著床率太好，容易出現多胞胎。

懷了三胞胎　居然輕鬆正常生產

民國九〇年代，南部一對不孕夫婦到榮總求子，當時還沒有人工生殖法，陳樹基為求子婦人以試管嬰兒技術植入三、四個胚胎，這對夫婦當天即搭飛機回南部，兩星期後他們回來接受檢查，證實懷孕成功，而且不久就發現是三胞胎，後來成功產下兩男一女。基於這項經驗，此後，陳樹基都會勸導剛植入胚胎的病患不要緊張，不必為了胚胎順利著床而臥床 24 小時不動，而應該自由活動，因為連植入胚胎後趕去搭飛機都

不影響胚胎著床。

　　此外，一般懷三胞胎至六個月之後，婦人就會大腹便便，行動吃力，且會早產一個月以上，造成新生兒體重不足，有些還會因此合併後遺症。但也有例外，例如十幾年前，陳樹基一位朋友的女兒發生子宮外孕，到國泰醫院掛陳樹基的婦產科門診，檢查發現已損及一側輸卵管，只好動手術切除，手術中發現她另一條輸卵管也有問題，如要生育，只能以試管嬰兒技術處理，這名婦人同意。

　　後來，陳樹基為她培育試管嬰兒，因為她已滿 35 歲，依法可植入三個胚胎，結果三個胚胎都著床成功，成為三胞胎，陳樹基建議她減胎，以免危險，但她不同意，堅持生下。

　　懷孕期間，她每天上班，健健康康，小腿也沒有水腫，又能吃能睡，行動自如，毫無不妥。而且懷孕滿 38 週才出現產兆，她又堅持自然生產，結果安全生下兩女一男，且體重都達到 2200 公克，體重並不過輕。這名婦人又從事高薪工作，有能力扶養三個孩子，經濟並不困難。

　　陳樹基說，從未聽說過這麼棒的三胞胎生產，原因可能是這名婦人身高體健，有能力支撐懷孕三胞胎的體能負擔。

試管嬰兒長大懷孕　再找他接生

　　另外，也有兩代都由陳樹基接生的故事，例如三十多年前，陳樹基在北榮婦產部服務時，一對不孕夫婦來求診，陳樹基為他們培育試管嬰兒，順利得女。去年，陳樹基在中山醫院看診時，一位年長的婦人帶著她三十多歲的女兒來門診，進門就問陳大夫：「還記不記得我？」陳樹基致歉表示已經不記得了，婦人才說身旁的女兒是陳大夫當年培育的試管嬰兒，如今結婚懷孕，想請陳大夫幫忙產檢及接生，陳樹基欣然同意，之後照顧這位婦人的女兒直到順利產子。

　　陳樹基說，婦產科醫師為兩代接生的故事屢見不鮮，但因為此例是試管女嬰長大後，再請他產檢接生，令他印象深刻。

　　還有些婦人於培育試管嬰兒時，醫師植入兩個胚胎，卻出現一個胚胎著床成功，另一個發生子宮外孕的病例，這在陳樹基四十多年的行醫中發生過五次，原因是在子宮植入兩個胚胎後，其中一個竟漂入輸卵管著床，顯示輸卵管有問題，後來都由陳樹基以腹腔鏡為她們動手術，把著床的輸卵管切除取出。

　　陳樹基說，做這種手術要很小心，不能影響子宮內的胚胎或胎兒，幸好五件都手術成功，也都順利生產。

3-5 對兩性的建議

「年輕就是本錢，女性應趁年輕，能生孩子就早點生。如果接近 35 歲又不可能馬上懷孕，即應採取凍卵行動，以保留年輕的卵子供未來使用。」

「有關夫婦是否罹患不孕症？檢查男性的程序比檢查女性的程序簡單得多，所以，如果妻子總是無法受孕，丈夫應先赴醫檢查。」

曾參加培育臺灣第一個試管嬰兒成功的知名婦產科醫師陳樹基，對男女兩性分別提出上述重要的建議。

女性應把握時間　32歲前懷孕

為甚麼他要這麼講呢？他表示，現代社會對性的觀念比以前開放，職業婦女又越來越多，很多女性為了事業成就，常常不想太早結婚，結果錯過了生育的黃金時期，例如，109 年 8 月有三位已婚婦人掛號他的門診，想培育試管嬰兒，她們三人都已經超過 40 歲，分別是 41、43 和 44 歲。

陳樹基說，女性容易且理想的受孕時間是 22 歲到 32 歲；到了 35 歲以後，女性的生育功能就會走下坡，如果懷孕，會被稱為高齡孕婦。現代社會中，越來越多的婦女晚婚，錯過了生育的黃金時間。「人們都期望能夠返老還童，但無論古今中外，都是不可能的。」所以他常對病人說，「妳在跟妳的年齡賽跑。」

他解釋說，生殖必須由受精卵發育為胚胎，所以精、卵缺一不可，但男女的生殖細胞產生方式完全不同。男性方面，睪丸像生產精子的工廠，可以不斷生產，無年齡限制；女性方面，卵子雖多，但卵巢像倉庫，只是儲存卵子，在生育年齡按月撥出，無法製造新的卵子，而卵子會隨著年齡越來越老化，所以女性必須把握時間，早一點懷孕。

無法在35歲前懷孕　應赴醫凍卵

由於 35 歲以後，卵子會老化，造成不易受孕，即便懷孕，孩子先天異常的可能性也增高，所以女性在接近 35 歲時，如研判無法在近期內懷孕，即應趁早赴醫凍卵；陳樹基特別說明，年輕的卵子非常健康，如果在 22 歲到 32 歲之間凍卵，都很理想，等過了 35 歲再凍卵，卵子已老化，品質已經不佳。

對於不孕夫婦而言，不孕的原因不見得都出自女性，有可能是出自男性，而男性不孕通常是精子太少、精子活動力不足。對男性進行檢查，程序很簡單；但針對女性的檢查，程序卻不小，要檢查有無卵子、輸卵管是否不通、是否子宮內膜異位症等等，都要動手術，如果檢查發現妻子沒問題，這時才請丈夫來檢查，則妻子的檢查可說是白受罪一場。所以，如果妻子總是無法受孕，丈夫應先赴醫檢查。

精卵互斥　可用單一精蟲顯微注射解決

陳樹基特別說明，早年曾有不孕夫婦來檢查，發現兩人的生殖器官、精、卵都沒有問題，但精、卵就是不能結合，連做試管嬰兒都不成功，顯示兩人的精卵互相排斥，這個問題當時無法解決。例如一對伊朗轉診的夫婦便是如此，他們聽說臺北榮總培育試管嬰兒的成就，搭機來北榮治療不孕症，但做了幾次試管嬰兒都不成功，快快而回；也有一對

臺灣的夫婦遭逢同樣病況，後來離婚，之後分別結婚，結果雙方都生下孩子，沒有問題。

提及此，他說，這真是老天開玩笑，令人非常遺憾。好在後來發明了「卵內單一精蟲顯微注射」（ICSI），可以取一隻精子注射進入卵子，使成為受精卵，再形成胚胎，安排著床受孕，精卵互相排斥的問題終獲解決。

3-6 「人工生殖法」相關問題

　　民國 67 年，全球第一個試管嬰兒誕生，民國 74 年，國內第一個試管嬰兒誕生，這項破天荒的新技術，解決了萬千年來的不孕症問題，令舉世許多不孕夫婦趨之若鶩，並由此培育出可愛的孩子，獲得圓滿幸福的家庭生活。然而早年未立法管理，衍生一些異常現象。直到民國 96 年「人工生殖法」頒布實施，才解決大部份問題，但仍有少數問題待商榷。

　　回顧當年，「人工生殖法」頒布前的怪異現象有哪些呢？曾經參與培育我國首例試管嬰兒成功的前臺北榮總主治醫師、現任中山醫院婦產科主任陳樹基舉例說明：

不肖檢驗所販賣用剩精液　可惡至極

一、一位已婚婦人，因丈夫的精液有問題，她無法懷孕，而到生殖醫學中心門診，希望培育試管嬰兒。她自己找來一管精液，陳樹基醫師以顯微鏡檢查，發現其中的精子數量很少，活動力也很差，於是跟她說明這管精液不能用。過了一個鐘頭，這名婦人又拿來一管精液，陳樹基好奇問她是從哪裡取得的，她表示是跟檢驗所購買的。陳樹基聽得嚇了一跳，因為將精液送往檢驗所檢驗的，通常都是因為懷疑有問題才會送檢，如果使用這種精液，可能無法受孕，甚至會罹患傳染病或遺傳疾病，不料市場上竟有不肖檢驗所把檢驗用剩的精液販售圖利，實在太黑心。他檢查第二管精

液，發現品質果然很差，當然也無法採用。基於此事，他深深覺得，沒有法令把關管理，真的很危險。

早年尋求捐精　常找醫學院學生提供

二、不孕症夫婦中，有些是丈夫無法提供精子，有些是妻子無法提供卵子，需要有人捐贈精、卵，早年因冷凍卵子技術未發展成功，而以徵求精子居多。又因社會觀念保守，捐贈精子的人很少，需要者都想盡辦法徵求，當時徵求的熱門對象是住院醫師或醫學院的學生，原因是他們年輕，精子健康、活動力強；他們生活單純，較無傳染病問題；又個個聰明、努力，很會念書。

捐精卵如不管制　造成亂倫隱憂

三、有人為了賺錢，時常捐精，這可能會產生很多互不相識的兄弟姊妹，如果他們未來在不知情下戀愛結婚，即產生近親亂倫問題，並可能產下不健康的孩子。

四、精卵互贈：兩對夫妻不孕，其中，A 夫妻是因丈夫精子不足，B 夫妻是因妻子無法排卵，這種情況之下，醫院安排雙方互惠，互相提供精卵，使雙方的妻子受孕產子。但為避免情況複雜，並不讓兩對夫妻知道對方是誰，但他們各自生下的孩子其實是兄弟姊妹，萬一成年後在不知情下戀愛結婚，也會產生近親亂倫問題。

五、代理孕母問題：在法律上，會產生孩子的母親是誰的爭議，也會產生遺產爭議。

植入胚胎數目不管制　造成多胞胎之害

六、多胞胎問題：由於培育試管嬰兒不是每個植入子宮的胚胎都能懷

孕成功，早年成功率甚至不到 30％，為了達到懷孕的目的，醫師會在女方子宮多植入幾個胚胎，希望其中之一能著床受孕，然而偶然會發生著床的胚胎太多，造成多胞胎問題。其中，雙胞胎還好，三胞胎以上就會造成母親太大的懷孕負擔，又常造成寶寶早產，體重過輕，留下合併症，甚至危及生命；在他們的成長階段，也可能造成雙親經濟無力負擔，而需要社會救助等。

執業人員設備規格　立法規範

民國 96 年，人工生殖法公告實施。由於培育試管嬰兒需具備足夠學養和醫術，也牽涉法律和倫理，所以人工生殖法及相關子法對施術醫師及技術人員的資格，有明確的規範；對實驗室的硬體設備，要求也比從前嚴格，例如以前只有一大間實驗室，可在這間實驗室的各角落分頭處理不同的工作，如今規定手術室、胚胎室須獨立，分開來做。

人工生殖機構許可辦法：

第二條：醫療機構申請設立人工生殖機構（以下簡稱機構）之許可，
　　　　應具下列人員、設施及設備：
　　　　一、人員：
　　　　　　（一）專任施術醫師及機構主持人：婦產科專科醫師
　　　　　　　　　受一定訓練者，得為專任施術醫師，並為該機
　　　　　　　　　構主持人；施術醫師有二人以上者，指定其中
　　　　　　　　　一人為主持人。
　　　　　　（二）專任技術員：具附表一所列生物相關系、所學
　　　　　　　　　士以上學歷，受一定訓練者。
　　　　　　（三）專任或兼任諮詢員：醫事人員或社工師，受一

定訓練者。

二、設施與設備：規定如附表二。

附表一：人工生殖機構技術員資格生物相關系、所一
欄表

附表二：醫療機構申請設立人工生殖機構之設施與設
備

（一）手術室：應符合醫療機構設置標準所定手術室
設置規定。

（二）獨立之胚胎室。

施術結果　須定期匯報

對於施術的結果，也規定必須定期匯報，主管機關衛福部國民健康
署會定期整理出一個總表納入管制。

人工生殖資料通報及管理辦法：

第二條：人工生殖機構（以下簡稱機構）應通報之人工生殖資料如下：

一、生殖細胞捐贈人健康檢查及評估。

二、捐贈生殖細胞施術結果。

三、捐贈生殖細胞或以捐贈之生殖細胞形成之胚胎未完成
捐贈、返還、銷毀、轉贈或轉移之資料。

四、人工生殖開始使用排卵藥物等進入治療週期個案之資
料。

五、人工生殖個案資料。

六、受術夫妻生殖細胞或胚胎銷毀資料。

第三條：機構辦理生殖細胞捐贈前，應填具生殖細胞捐贈查核申請表向主管機關申請查核。

第四條：主管機關受理前條查核，應將該捐贈人之資料收錄至人工生殖資料庫；經查核其符合本法第八條第一項第四款規定者，並應予以列管。

各生殖醫學中心　每三年做一次評鑑

　　法令也規定，各醫院的生殖醫學中心每三年要做一次評鑑，確保各中心都達到標準。

人工生殖法

第六條：醫療機構應申請主管機關許可後，始得實施人工生殖、接受生殖細胞之捐贈、儲存或提供之行為。

公益法人應申請主管機關許可後，始得接受精子之捐贈、儲存或提供之行為。

前二項許可之有效期限為三年；期限屆滿仍欲繼續實施前項行為者，應於屆滿三個月前申請許可；其申請許可之條件、申請程序及其他應遵行事項之辦法，由主管機關定之。

人工生殖資料通報及管理辦法：

第七條：主管機關受理前條之申請，於書面審查通過後，應經實地查核通過，始發給三年效期之許可證書。

第八條：機構於許可證書有效期限屆滿三個月前，應檢附人工生殖
　　　　機構申請再次許可審核項目表（附表三）所列文件，送請
　　　　主管機關依人工生殖機構再次許可審查項目、基準及配分
　　　　表（附表四）審查。

保障試管嬰兒健康　捐精捐卵不馬虎

　　為保障試管嬰兒的品質、健康，以及倫理問題，「人工生殖法」也
做了規範，例如：現在捐精，必須要做檢查，不只檢查精液狀況標不標
準，還要檢查有沒有遺傳疾病、傳染病；也不能使用檢驗所取得的精液，
以保障試管寶寶的健康。

人工生殖法

第七條：人工生殖機構於實施人工生殖或接受捐贈生殖細胞前，應
　　　　就受術夫妻或捐贈人為下列之檢查及評估：
　　　　一、一般心理及生理狀況。
　　　　二、家族疾病史，包括本人、四親等以內血親之遺傳性疾
　　　　　　病紀錄。
　　　　三、有礙生育健康之遺傳性疾病或傳染性疾病。
　　　　四、其他經主管機關公告之事項。
　　　　前項之檢查及評估，應製作紀錄。

人工生殖法

第十六條：實施人工生殖，不得以下列各款之情形或方式為之：
　　　　　一、使用專供研究用途之生殖細胞或胚胎。

防止亂倫　捐精卵限制嚴

對捐精、卵的次數也有管制，以防止亂倫，所以規定各醫院生殖醫學中心對捐贈精、卵必須上報主管機關「國民健康署」，依法，捐贈者一生捐贈精、卵，只能有一次活產，所以只要出現活產嬰兒，此後即不能再捐贈。如在甲醫院捐精、卵，即使再到乙醫院捐精、卵，因為資料都要上報國健署，國健署會審查並禁止活產後的捐贈精、卵，防止到處留種，造成亂倫。

人工生殖法

第八條：捐贈人符合下列各款情形者，人工生殖機構始得接受其捐
　　　　贈生殖細胞：
　　　　四、未曾捐贈或曾捐贈而未活產且未儲存。
　　　　第一項第四款所定情形，人工生殖機構應向主管機關查
　　　　核，於核復前，不得使用。

人工生殖資料通報及管理辦法：

第四條：主管機關查核後發現該捐贈人已列管於另一機構者，應以
　　　　書面通知該申請查核之機構不得接受該捐贈人之捐贈，如
　　　　已取得該捐贈人之生殖細胞，應予以銷毀。

「人工生殖法」又規定，捐贈精、卵不可指定受贈對象，所以，對於不孕夫婦欲交換精、卵，即無法再實施，不過，如果所捐的精子造成成功懷孕產子，同一對夫妻可以再找同一個捐精者捐精。有了這些規定之後，對試管嬰兒即提供了防止亂倫的保障。

人工生殖法

第十三條：醫療機構實施人工生殖，不得應受術夫妻要求，使用特定人捐贈之生殖細胞；接受捐贈生殖細胞，不得應捐贈人要求，用於特定之受術夫妻。

人工生殖法

第十條：人工生殖機構對同一捐贈人捐贈之生殖細胞，不得同時提供二對以上受術夫妻使用，並於提供一對受術夫妻成功懷孕後，應即停止提供使用；俟該受術夫妻完成活產，應即依第二十一條規定處理。

人工生殖法

第十六條：實施人工生殖，不得以下列各款之情形或方式為之：
　　　　　四、精卵互贈。

避免多胞胎　每次植入胚胎最多四個

「人工生殖法」也規定培育試管嬰兒時，植入母體的胚胎，一次最多四個，目前醫學觀念進步，如果發生超過三個胚胎在子宮著床成功，醫師和患者都會協調進行減胎，以避免危險。歐美先進國家早在十餘年前，就對培育試管嬰兒推廣「單一胚胎植入」的做法，國內也有醫師對未達高齡的患者這麼建議，寧可只植入子宮一個胚胎，如未成功受孕，再安排重做，也不要一次植入太多胚胎，造成多胞胎的風險，或必須減胎時的麻煩和心理負擔。

> **人工生殖法**
>
> 第十六條：實施人工生殖，不得以下列各款之情形或方式為之：
>
> 　　　　六、每次植入五個以上胚胎。

　　人工生殖法對試管嬰兒的培育做了上述規範，解決不少問題，但因社會需求多元，無法顧全各種情況，而留下一些問題，造成困擾，有待商榷。

選擇生男或生女　社會有需求

一、人工生殖法規定不得選擇胚胎性別，例如：

> **人工生殖法**
>
> 第十六條：實施人工生殖，不得以下列各款之情形或方式為之：
>
> 　　　　三、選擇胚胎性別。

　　陳樹基醫師指出，生殖醫學中心經常遇到產下試管女嬰的夫婦，希望下一胎生個試管男嬰，甚至有從大陸來臺尋求的。立法的目的是避免破壞社會的男女人數平衡，但其實許多家庭有此需求，所以建議修法，有條件地允許選擇生男或生女。比如讓生過兩兒子的夫婦，下一胎可安排生個女兒；對已經有兩個女兒的夫婦，允許安排下一胎生個兒子，把男女平衡的問題減到最低，而讓少數夫婦達成願望。

男女朋友如有生子需求　法規不妨放寬

二、人工生殖法規定，必須是夫婦才能培育試管嬰兒，例如：

> **人工生殖法**
> 第十一條：夫妻符合下列各款情形者，醫療機構始得為其實施人工
> 生殖：

　　陳樹基分析：有一對男女朋友在一起很久了，父母要求一定要懷孕才能結婚，他們其中之一可能是不孕症患者，一直努力還是不能懷孕，醫師則受限於人工生殖法，無法幫他們做試管嬰兒；但國外沒有這個限制，男女朋友想懷孕就可以做試管嬰兒，那麼我國的人工生殖法能否放寬？

同婚既合法　代理孕母即有需求

三、「人工生殖法」不准尋求代理孕母幫助懷孕生子，例如：

> **人工生殖法**
> 第十一條：夫妻符合下列各款情形者，醫療機構始得為其實施人工
> 生殖：

　　陳樹基分析：有些婦女因子宮有肌腺瘤而開刀，或過去因故對子宮動手術，甚至拿掉子宮，她便缺乏子宮讓胚胎著床，無法受孕。對這些夫妻而言，他們有精子、卵子可以結合形成胚胎，如有代理孕母，就可以藉此培育他們的小孩，但是受法令的限制，不准尋求代理孕母幫助懷孕生子。目前有這方面需求的人不多，但的確有此需求。衛福部也理解，現在傾向開放，但欲在立法院通過修正法案，往往曠日廢時，不知要拖多久才能通過。

　　此外，同婚如今已合法，但同性不能懷孕，如找婚外第三者懷孕

的話，就會產生孩子的父母是誰等問題；如尋求捐精、捐卵是合法的，但兩個男性的同婚，即使找到捐卵者，還是要找代理孕母才能懷孕，所以還是要解決代理孕母的問題。

4 英雄榜

培育國內首例試管嬰兒的
北榮團隊主要成員

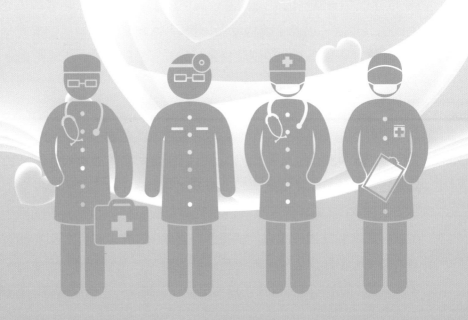

4-1 北榮婦產部
吳香達 主任

　　民國 74 年，我國第一例、亞洲第二例試管嬰兒張小弟在臺北
榮總誕生，轟動東南亞，老牌雜誌《讀者文摘》特別報導。臺北榮
總婦產部「試管嬰兒小組」這項成就，為我國的生殖醫學及不孕症
研究打下基礎，從此試管嬰兒的培育在國內開枝散葉。而這個小組
的實際籌組及領導人，是當時的北榮婦產部主任吳香達。

　　吳香達於民國 27 年誕生於廣東汕頭，民國 37 年隨父母到香港，民
國 45 年高中畢業，因家境問題，只能就讀公費學校，後考取位於臺北
的國防醫學院，以僑生資格就讀。民國 52 年畢業後，他到臺北榮總服
務四十多年，累升至北榮副院長。

開辦精子銀行和羊水細胞實驗室

　　早在民國 60 年，他即奉派到美國北卡羅萊納大學附設的新漢諾威
紀念醫院（New Hanover Memorial Hospital）擔任婦產科住院總醫師兩
年，獲得美國婦產科醫師證照，再返回北榮擔任婦產部的產科主任。

　　民國 67 年，全世界第一例試管嬰兒露薏絲・布朗於英國誕生，北
榮院長鄒濟勳就構思成立「試管嬰兒實驗室」，當時北榮只有腹腔鏡超
音波設備，又缺乏人才，幾乎是兩手空空，好在鄒院長全力支持，經費
不成問題；同年，吳香達升任婦產部主任，他也一直掌握國際上有關「試

管嬰兒」發展的情況，並著手規劃跟進。

民國 70 年 7 月，吳香達首先邀請國立陽明醫學院解剖學系劉國鈞教授指導，在北榮設立「精子銀行」，設立原因是發展「試管嬰兒」的過程，必須分析精蟲的活力和品質，且於不影響精蟲活力下予以儲存。同年 9 月，北榮商請美國耶魯大學（Yale University）醫學院細胞遺傳專家楊蘭平教授於年休假時，到北榮成立「羊水細胞實驗室」，成功培養出羊水細胞，使北榮婦產部獲得培養正常細胞的技術，有助推動人工生殖。從此揭開臺灣地區培育試管嬰兒的序幕。

派醫師出國　學習培育試管嬰兒

民國 71 年，吳香達安排北榮婦產部主治醫師陳樹基，前往法國學習培育試管嬰兒的技術，又安排主治醫師張昇平赴美國研習。陳樹基到法國後，向法國培育首位試管嬰兒成功的兩位專家學習，分別是巴黎安東尼・貝克萊（Antoine Beclere）醫院的瑞尼・弗萊明（Rene Frydman）醫師，和傑克・塔斯德（Jacques Testart）教授。

民國 71 年 7 月，中華醫學會舉行年會，吳香達擔任婦科分組會議的主席，經由陳樹基協助邀請，瑞尼・弗萊明醫師和傑克・塔斯德教授前來我國與會。會議期間一天晚上，吳香達駕車載他們到北海岸兜風，讓他們感受臺灣地區的月夜及驚濤拍岸，途中向他們提起北榮有意發展試管嬰兒，待凌晨兩點鐘兜風回來後，兩位大科學家未回去休息，馬上幫北榮草擬計畫大綱。

成立北榮試管嬰兒小組及實驗室

民國 72 年，陳樹基、張昇平返國。在吳香達主持下，同年 10 月成立北榮的「試管嬰兒實驗室」及「試管嬰兒小組」。小組主要成員除了

張昇平、陳樹基、還有美國哈佛大學公共衛生研究所碩士曾啟瑞醫師、
國立陽明大學臨床醫學研究所準博士趙湘台醫師（後來也到澳洲進修人
工生殖），另外還有吳香達以及核子醫學部主任葉鑫華。

　　在小組成員提供國外經驗及鄒院長支持下，北榮試管嬰兒小組於民
國 72 年開始進行動物的試管嬰兒實驗，而且除了原有的精子銀行、羊
水細胞實驗室，又設置取卵手術室、胚胎室、氣體室、手術檯等。民國
73 年 4 月，北榮將試管嬰兒技術運用於臨床，並於民國 74 年 4 月 16 日
交出漂亮的成績單，培育了我國第一例試管嬰兒。此後三年，國內超過
一半的不孕症病人都到北榮求治。

　　吳香達樂於培養後進，後來國內許多大醫院婦產部主任或是知名的
開業醫曾受他栽培，例如臺北市立聯合醫院婦幼院區院長袁九重、北榮
優生保健科主任楊勉力、北榮生殖內分泌科主任張昇平、臺北醫學大學
醫學院院長曾啟瑞、台安醫院婦產部主任曾朝陽、耕莘醫院婦產部主任
陳樸、中山醫院婦產科主任陳樹基等。

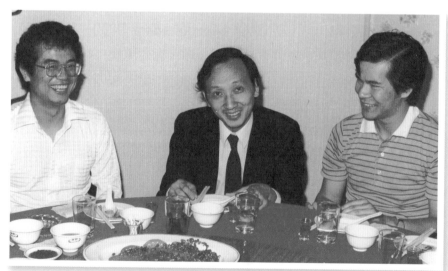

▲國內首例培育試管嬰兒成功，舉行慶功宴，中為北榮婦產部主任吳香達、左為主治
　醫師趙湘台、右為主治醫師陳樹基。（陳樹基／提供）

首先引進產鉗接生及無痛分娩

「吳主任的領導統御能力很強。」陳樹基醫師回憶，平日上班時，他規定開會不准遲到，也很照顧部屬，但是下班後，「他比我們還瘋！」經常帶著婦產部八位主治醫師一同吃消夜，該喝酒就喝酒，非常乾脆。吃完還去唱歌，如果喝醉了，他休息一陣子就恢復正常，還要安排續攤。

這八位子弟兵稱吳香達為「老闆」，他稱子弟兵為「兄弟們」，院中同仁戲稱這八位主治醫師是他的「八大金剛」。他帶人帶心，決斷明快，在醫療方面很有建樹，長官、同事都很支持他。

除了試管嬰兒方面的建樹，吳香達在婦產科方面，也有很多國內首創的貢獻，例如民國 66 年，他 39 歲時即於國內首先引進「產鉗接生」及「無痛分娩」，造福許多產婦。所謂的「產鉗分娩」，是當產婦的子宮口已經全部張開，胎兒頭部的位置夠低，而產婦沒有力氣把胎頭分娩出來，此時，醫師會提議使用產鉗協助，也就是將產鉗伸入陰道，夾在胎兒頭部兩側，扣合兩葉，配合產婦用力，把嬰兒頭部輕輕向外拉，協助產婦把嬰兒分娩出來。這樣可以縮短分娩的時間，減少生產過程太長造成的缺氧意外。

「無痛分娩」是因生產過程中，子宮間歇性收縮造成產婦劇烈產痛，為了減輕疼痛，醫師可為產婦腰椎硬脊膜外腔實施連續性麻醉（Epidural anesthesia），使她仍有動力、知覺，只失去痛覺，保持了體力和精神，當需要用力時可以更用力，加速生產過程。

優生保健 率先引進羊膜穿刺產前檢查

另外，民國 70 年 9 月成立的「羊水細胞實驗室」，可以從事染色體分析。經楊蘭平教授技術轉移楊勉力醫師（後來的北榮優生保健科主

任），吳香達又與楊勉力於國內率先引進「羊膜穿刺產前檢查」，可為
高齡孕婦進行胎兒篩檢，及早得知寶寶是否染色體異常、是否為唐氏兒
（Down Syndrome）。

民國 73 年，衛生署長許子秋指示臺北榮總及臺大醫院分別成立優
生保健中心。北榮的優生保健中心屬於婦產部，由吳香達兼任中心主任，
負責唐氏症及新生兒新陳代謝疾病的篩檢和教育工作，為我國的「優生
保健」奠定基礎，對減少先天性畸形兒的發生貢獻良多。

吳香達並認為，高危險妊娠事關重大，產科應該努力了解，維護產
婦安全，讓生產轉危為安。所謂高危險妊娠是指孕期中，產婦或胎兒存
在不利懷孕的情況，孕婦方面例如：海洋性貧血、妊娠高血壓、妊娠糖
尿病、妊娠毒血症、慢性疾病；胎兒方面例如：早產、多胞胎、胎兒結
構異常、先天性感染；胎盤方面例如：前置胎盤、胎盤植入、胎盤早剝
等等。這些都可能造成產婦或胎兒的併發症，若能及早找出影響懷孕的
危險因素，並且治療，就可以改善。

檢查方法包括用超音波掃描子宮內胎兒的影像及活動情形、測量胎
兒生長是否正常，甚至胎兒的健康也能經由羊水分析、血液檢查和胎心
搏監視器等得知。

上山下海　推動子宮頸抹片檢查

另外，吳香達對婦科醫學，如婦女癌症貢獻很大，起因是他就讀國
防醫學院期間，母親罹患卵巢癌，但是發現太慢，錯過治療時機而不治。
母親去世的悲痛，促使他立志對抗婦女癌症。所以他很重視婦科醫學，
尤其是婦女癌症醫學。之後，他與北榮醫師袁九重、趙灌中等，從事細
胞分子的研究，首創國內外正確定位腫瘤的放射免疫結合細菌株檢查方
法。

　　吳香達另一項重要的成就是早在半世紀前的民國 58 年，就為了對抗子宮頸癌，大力呼籲婦女接受抹片檢查。原因是初期子宮頸癌的治癒率接近 100％，而抹片檢查是醫界公認最有效的檢查方法。

　　為了推動抹片檢查，三十多年前，他在陶聲洋防癌基金會等的支持下，多次率領北榮的婦科醫師上山下海，前往臺灣地區各鄉鎮和澎湖、金馬外島，為婦女進行子宮頸抹片檢查，以期早日發現子宮頸癌，早日治療。

　　民國 59 年，臺灣地區婦女罹患子宮頸癌達到 0.6％，之後開始推動子宮頸抹片檢查，第一階段抹片工作歷經 12 個年頭，到了民國 71 年，已經有近 29 萬人次接受抹片檢查，子宮頸癌死亡逐漸減少。

　　民國 81 年，他聯合醫師朋友，出錢出力創立「中華民國婦癌基金會」，為當時無健保給付，無力負擔醫療費用的病人籌款治病，並推廣婦癌治療教育，貢獻卓著。

六分鐘護一生　實務減少子宮頸癌

　　民國 84 年，吳香達和衛生署長張博雅共同創立「六分鐘護一生」的口號，讓國人琅琅上口，並使國內的抹片受檢率從 9.5％提高到三成、子宮頸癌的死亡率降低一半，也讓子宮頸癌的發生率、死亡率從早年的國內排行前三名，進步到十名以後。至民國 96 年，抹片率已達 53％。

　　學術方面，吳香達改善子宮頸癌的根除手術，他又跨部科進行臨床實務模擬和比較子宮頸癌的治療方法，因而榮獲十大傑出醫師及國際婦癌終身成就獎肯定。

　　北榮也在吳香達參與或主導下，三度主辦有關國際婦產科的會議，分別是民國 71 年主題為「婦產科進展」的會議、民國 76 年的「國際婦產科研討會」；民國 81 年的「探討婦癌」，幾乎全球癌症治療方面的

領導人都與會，互相幫忙解決疑難，也促成北榮同仁出國學習。

　　吳香達也為北榮率先開啟兩岸醫學社團學術交流，與大陸的科學技術協會國際組合作，三次主辦「海峽兩岸醫藥會議」，分別是民國 84 年在北京、86 年在杭州、88 年在上海舉行，都很成功。

仁心仁術　令人永遠懷念

　　吳香達歷任北榮產科主任、婦產部主任、副院長、陽明醫學院婦產科兼任教授，於民國 92 年退休後，擔任財團法人中華民國婦癌基金會董事長、北榮醫事顧問。民國 107 年 9 月 19 日清晨 4 時 3 分，他因肺炎造成呼吸衰竭病逝，享壽 80 歲。

　　吳香達一生救人、造人無數，仁心仁術，令人永遠懷念。

4-2　北榮婦產部家庭計畫科
張昇平　主任

　　民國 74 年，國內第一例試管嬰兒張小弟在臺北榮總誕生，報載，為他接生的張昇平醫師小心的從產婦體內捧出這名珍貴的男嬰，並拍了一下他的小屁股，張小弟立即發出宏亮的哭聲，張昇平也高興得幾乎落淚。試管嬰兒小組幾年來的努力，總算有了收穫。

　　民國 34 年，張昇平誕生於臺中市，他家位於北區尊賢街豐榮水利會旁，小學讀光復國小，初高中都讀臺中一中，因伯父及表哥都是醫師，在家中長輩鼓勵下，他也立志行醫，於民國 53 年考進高雄醫學院醫學系。當時這所大學才創立九年，連校門都沒有，每當舉行重要集會時，便包租附近一家電影院做為會場。學生社團由學生自組，張昇平參加了柔道社，又參加棒球隊，在班際比賽中擔任捕手，獲得冠軍。

北榮安排　赴美學習生殖內分泌

　　民國 60 年，張昇平畢業了，入伍後被派到特種作戰部隊擔任醫官，駐防澎湖時裡海水浴場附近。因他早在高中時，便於臺中體育館游泳池鍛鍊出游泳 5,000 公尺的實力，服兵役時也跟著接受海訓的特戰官兵一起下海游泳。

　　民國 61 年 7 月退伍後，他到北榮婦產部擔任住院醫師四年，第一年在婦產部婦科、產科及家庭計畫科輪訓，第五年升任住院總醫師，因

病患做媒，民國 65 年結婚。66 年他考上專科醫師，從事內分泌研究及產科工作。

民國 71 年，張昇平奉派美國南加州大學醫學院進修，即在生殖內分泌不孕部的不孕症中心擔任研究員，進修生殖內分泌，課程包括各種荷爾蒙之接受器、生殖內分泌之各種檢查、及不孕症之診斷與治療。該院在他進修前半年，培育出美國第二個試管嬰兒，只比美國第一個試管嬰兒晚了半年。

他在南加州大學師從羅傑・洛博（Roger Lobo）教授及南加州大學試管嬰兒之父理察・馬爾斯（Richard Marrs），為期一年兩個月，於民國 72 年 9 月返國，接任北榮婦產部家庭計畫科主任，也擔任國立陽明醫學院婦產科學副教授。

試管嬰兒小組成立　設生殖內分泌實驗室

72 年 10 月，北榮婦產部以家庭計畫科為主，成立「試管嬰兒小組」，主要成員為張昇平主任，和陳樹基、曾啟瑞、趙湘台等主治醫師。73 年 4 月 16 日，北榮院長鄒濟勳召集主管開會，會中表示，北榮要跟上國際尖端醫學的腳步，並把培育「試管嬰兒」納入發展目標。

張昇平擔任籌備主力，在院方支持下設立「生殖內分泌實驗室」，購買設備，從事動物實驗，繼而進行人體試管嬰兒的培育。他也邀請美國第一個成功培育試管嬰兒的團隊，即諾福克總醫院（Norfolk General Hospital）團隊到臺北榮總指導，其中，美國試管嬰兒之父霍華德・瓊斯（Howard W. Jones）教授到北榮兩次；另一成員瑞福・羅森衛克（Zev Rosenwaks）教授到北榮三次。

有一次，張昇平特地帶荔枝去圓山飯店探望瑞福教授，瑞福對荔枝

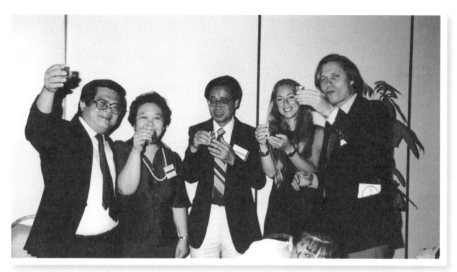

▲諾福克總醫院教授瑞福‧羅森衛克（右一）及劉歐洪清教授來臺（左二），慶祝我國
第一個試管嬰兒誕生，左一為北榮婦產部家庭計畫科主任張昇平。（張昇平／提供）

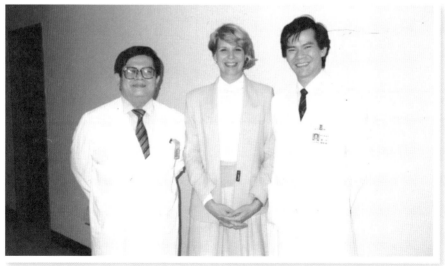

▲諾福克總醫院生殖內分泌實驗室主持人露辛達‧維克博士（中）到臺北榮總參觀，
左為北榮家庭計畫科主任張昇平，右為主治醫師陳樹基。（張昇平／提供）

的滋味讚不絕口，返美前表示，如果再有機會來臺灣，希望能去荔枝園看看這種水果是怎麼生長的。後來，瑞福再度來臺，張昇平就載他去臺中，參觀外公的荔枝園，又到日月潭旅遊，瑞福非常高興。

兩項巧合　似隱含天意

74 年 4 月 16 日，北榮成功培育出我國第一個試管嬰兒張小弟，張昇平對此貢獻良多。「很巧！鄒院長召集會議宣示發展試管嬰兒的日期，和張小弟誕生的日期竟然相同，冥冥中似有天意。」張昇平笑著說，為了這項成就，74 年 8 月，他獲得行政院長俞國華頒發的公務人員楷模獎狀。

國內第二例試管嬰兒陳小妹，也是北榮試管嬰兒小組培育的，於民國 74 年 9 月 4 日在北榮誕生，她是由張昇平接生的。這又有個巧合，張昇平說，他姓張，妻子姓陳，而第一例試管嬰兒張小弟的父母都姓張，第二例試管嬰兒的父母都姓陳，似乎又隱含天意。75 年，副總李登輝也頒獎給張昇平，獎牌上寫著「杏林之光」。

多年來，他和培育出的試管寶寶家庭保持連繫，當寶寶過生日時，常邀請他參加，就像一家人。有些試管寶寶稱他為乾爹，例如張小弟。也有些結婚時會寄喜帖給他，他都高興赴宴，而且都坐在主桌；有些試管嬰兒婚後，自己或妻子懷孕，還來看他的門診，請他產檢或接生。

張小弟和陳小妹兩家都和張昇平來往密切，而且兩人後來都走向生命科學相關領域。張小弟的女兒也是張昇平接生的。陳小妹的父親在美國聖荷西從事電子業，她自幼隨父母長住美國，後就讀加州大學戴維斯分校（UC Davis），獲生化博士學位，現在是波士頓大學的教授。

99年榮退　婦產部贈紀念盃褒揚

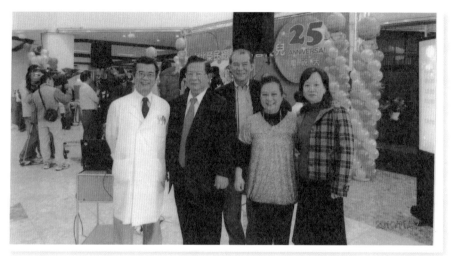

▲民國99年，國內第一個試管嬰兒張小弟25歲生日，臺北榮總為他在該院中正樓舉辦慶生會，左起為當年培育他成功的北榮試管嬰兒小組醫師趙湘台、張昇平、陳樹基、超音波技術員舒麗萍、實驗室培養技術員歐陽杏如。（陳樹基／提供）

　　陳小妹誕生後，張昇平繼續領導家庭計畫科，張昇平說，這個科是為早年生育率高，推行避孕工作而成立的。後來，「試管嬰兒」技術在「家庭計畫科」大力發展，而我國生育率逐年下滑，時代任務已經改變，使用舊名漸不合適。有關「試管嬰兒」的業務，在美國都歸屬「生殖內分泌中心」，所以他很早便建議將「家庭計畫科」更名，但直到民國88年，才更名為「生殖內分泌科」，並由他繼續擔任主任。

　　張昇平於民國99年在北榮退休時，婦產部送給他一個紀念盃，上面尊稱他為「試管嬰兒之父」，寫著他擔任家庭計畫科及生殖內分泌科主任27年來該科的重要成就，內容如下：

①民國74年，臺灣首例試管嬰兒誕生。
②民國76年，臺灣首例輸卵管精卵植入術（GIFT）嬰兒誕生。

③民國 77 年，臺灣首例輸卵管內胚胎植入術（TET）嬰兒誕生。

④民國 78 年，冷凍胚胎解凍後之試管嬰兒誕生。

⑤民國 81 年，精子注入卵子透明層下顯微手術治療重症男性不孕症成功。

⑥民國 83 年，單一精子注入卵漿內顯微手術成功，囊胚期胚胎植入之試管嬰兒誕生。

⑦民國 85 年，冷凍卵子解凍後之試管嬰兒誕生。

⑧民國 99 年，胚胎著床前基因診斷罕見遺傳性疾病甘迺迪氏症病患懷孕。

　　張昇平解釋，民國 81 年的「精子注入卵子透明層下顯微手術」，是治療一位精蟲很少的不孕症男子，使他妻子受孕。民國 99 年的案例，是在做試管嬰兒時，於基因診斷發現一個胚胎帶有罕見的遺傳性疾病「甘迺迪氏症」，此症又稱脊髓延髓性肌肉萎縮症，經篩選出健康的胚胎植入，讓病患懷了健康的寶寶，不再遺傳此病。

續任北京寶島婦產醫院榮譽院長

　　張昇平於民國 99 年底於北榮退休，在他退休前半年，也就是同年 6 月 29 日，海基會與海協會在大陸重慶簽署《海峽兩岸經濟合作框架協議》（ECFA），為兩岸醫療衛生領域的合作創造了條件，經由大陸北京大學附屬醫院及企業界邀請，民國 103 年，張昇平前往大陸，擔任北京寶島婦產醫院榮譽院長，定期在該院的生殖科出診，幫助大陸地區不孕不育家庭孕育試管嬰兒。

　　北京寶島婦產醫院全面引進臺灣地區的醫療品質，遵循臺式醫護管理體系，核心醫管人員都是臺灣知名的婦產科醫師，是大陸第一家

通過臺灣 JCT 醫院評價體系認證的專科醫院，擁有高品質的醫療服務水準，也是北京乃至全大陸的高端婦產醫院典範。

張昇平說，臺灣地區推行「試管嬰兒」起步較早，他是不孕症治療的專家，擅長冷凍精、卵、胚胎；精、卵捐贈；及各種人工生殖技術。他也介紹了一些新觀念到大陸，例如剛去大陸時，看見大陸醫師有關排卵的治療，常使用「長排促進法」，造成患者排卵的時間比較長，所以介紹他們使用短效的促排卵方法，以節省病人的時間，減少對患者的不良刺激。

大陸地區因為長期執行一胎化政策，直到民國 105 年才開放「二胎政策」，部分獨生子女家庭，或失獨（獨生子女不幸早么）家庭希望再孕育子女，卻無法懷孕，「試管嬰兒」技術帶給他們很大的希望。九年來，張昇平已治療一千多位不孕症患者。

擔任教授和理事長　繼續發光發熱

另外，張昇平也在臺北市生泉婦產科試管嬰兒中心擔任院長，繼續門診，從事不孕症治療及試管嬰兒培育。

張昇平歷任國立陽明大學醫學院教授、國防醫學院臨床教授，及中華民國婦產科醫學會第 12 屆理事長、中華民國生育醫學會第三、四、九、十屆理事長、第五、六屆常務理事。

張昇平說，中華民國婦產科醫學會過去沒有固定會址，辦公室都是向臺大醫院、臺北榮總借用場地使用，他擔任理事長後，促成購買臺北市民權西路的房子做為會產及會址，這個地點距離松山機場、捷運車站和中山高速公路匝道都不遠，無論臺北、新北、高雄、花蓮乃至各縣市的醫師前往開會，交通都很方便，房價也上漲了，是不錯的貢獻。

4-3 北榮婦產部家庭計畫科
陳樹基 主治醫師

　　民國 65 年農曆除夕，到處張燈結采、喜氣洋洋，但在三軍總醫院內科部值班的住院醫師陳樹基心情卻不好，這天，他一共簽發了九張死亡證明書。

　　「怎麼有這麼多病人過不了年關！」他感歎：「醫院裡只有婦產科誕生寶寶時最喜氣洋洋，希望將來有機會轉任婦產科醫師。」

　　後來他如願以償，民國 66 年進入臺北榮總婦產部，之後更成為臺北榮總「試管嬰兒小組」成員，參與培養國內第一例試管嬰兒成功。之後他轉任國泰醫院，再轉任中山醫院，畢生從事「試管嬰兒」培育，38 年來，已合作或獨力培育了上千名試管嬰兒。

誕生於馬達加斯加　精通法語

　　陳樹基祖籍廣東順德，民國 38 年（1949 年）誕生於非洲的「馬達加斯加共和國」，他是陳家在馬達加斯加的第三代。

　　此事緣起滿清末年民生困苦，很多沿海的廣東人前往海外謀生，當時有外國公司在廣東招募勞工，陳樹基的祖父和叔公兩兄弟報名，來到聞所未聞的非洲法屬殖民地「馬達加斯加」。他祖父最初做苦工，因克勤克儉，存了些錢，又有生意頭腦，後來在南部最大的城市 Fianarantsoa 及另一城市 Mananjary 各開了一家雜貨店。

　　祖父有四個兒子，陳樹基的父親和四叔後來接管 Fianarantsoa 的雜貨店，二叔和三叔接管 Mananjary 的雜貨店。

　　「從小，我就接受三種語言的訓練。」陳樹基說，馬達加斯加曾是法屬殖民地，後來獨立，有一萬多名華僑，都是廣東人。他小學就讀南部唯一的華僑學校，教科書來自中華民國臺灣地區，每天上午，老師用廣東話授課，教科書包括：國語、算術、歷史、地理等；下午教授法語，每星期還有兩堂課教授當地土話。

打獵、踢足球　快樂童年

　　馬達加斯加是非洲大陸東南方的島嶼，與非洲隔著莫三鼻克海峽，其位置就好像臺灣與中國大陸隔著臺灣海峽一樣，但馬達加斯加是世界第四大島，面積有臺灣的 16 倍大，人口只有一千多萬人，地廣人稀。且因與非洲大陸和印度大陸分離後，孤懸海上，動植物長期獨立演化，所以擁有許多其他地方找不到的獨特生物，是生態學家最喜歡做研究的地方。

　　假日時，在這塊人間樂土上，經常可以看見陳樹基快樂的追隨父親，拿著獵槍在山林、溪畔或湖邊打獵，大部分的獵物都是野鴨。「童年時，我就遍嚐野味，好懷念那段無憂無慮的日子。」他說：「我也愛踢足球，經常和同學追著足球跑，一踢一個下午。」

回國讀華僑中學　當選亞青盃國腳

　　陳樹基的祖父擁有強烈的民族意識，規定家族中的長子、長孫一定要回祖國讀書，陳樹基的父親於民國初年回到廣東順德求學，於抗戰爆發後回到馬達加斯加。身為長孫的陳樹基也於 13 歲時來到臺灣，就讀華僑中學，住在學校宿舍。

　　上初中第一天，國文老師不知他的程度，要他讀一篇課文，他用廣東話回答：「我不會講國語。」老師說沒關係，要他用廣東話念。因為他念得很通順，老師聽完後笑著點點頭，了解他程度不差。此後他努力讀書，學國語。又因為會說法語，而法語和英語有相通之處，所以學英文也很順利，他很快就成為全班前三名，三年後直升華僑中學高中部。

　　由於在馬達加斯加就愛踢足球，來臺後球技精進，19歲高中三年級時，他當選亞青盃國腳，赴韓國比賽，可惜未得名。

臺北醫學院畢業　任北榮婦產科醫師

　　高中畢業後，陳樹基考上臺北醫學院醫學系，之所以選擇學醫，是因為他小時候的馬達加斯加醫療資源不足，僅有幾位法國醫生，且常常應召夜間到他家出診，令他心有所感，立志將來行醫。

　　民國64年自臺北醫學院畢業後，陳樹基在三軍總醫院內科擔任住院醫師。由於他不是職業軍人，在三總的發展受限，民國66年，他申請到臺北榮總任職，當時北榮內科部醫師額滿，婦產部有缺額，他轉任婦產部住院醫師。

　　北榮婦產部分為婦科、產科和家庭計畫科。第一年須接受婦產部住院醫師通盤基礎訓練，包括婦科五個月、產科五個月、家庭計畫科兩個月，第二年起他專任家計科住院醫師。

　　他在婦產部遇見人生的貴人吳香達教授，吳香達原是產科主任，民國67年升婦產部主任。當時婦產部醫師多熱中婦科和產科，陳樹基不想跟人家擠，選擇擔任冷門的家庭計畫科醫師，從事人工生殖醫學。

隨醫療團赴沙烏地　妻子同行

　　民國69年，根據沙烏地阿拉伯吉達市吉達醫院與臺北榮總簽訂的

十年醫療支援計畫，北榮派出一百多人的醫療團，前往吉達醫院支援，包括醫師、護士、技術員、廚師等，這家新建的私立醫院，規模跟臺北市中山醫院差不多，院中除了我國的醫療團，也有埃及、約旦的醫護人員，薪水是北榮的三倍。

　　陳樹基於醫學院畢業時就結婚了，民國 68 年已有一個兒子，妻小也跟他去了沙烏地阿拉伯。期間，有幾件事令他印象深刻，一是當地位於沙漠，水比汽油貴，雖有海水淡化工廠，但因淡化的海水含有重金屬，只能用於洗滌，而飲用和食用的水都是進口的礦泉水。當地汽油則很便宜，常見機車加油後，加油站員工揮揮手就叫車主離去，根本懶得收費。

　　二是當時國內還有榮工處、中華工程公司等工程師在沙國從事建設，假日時，這些大公司會派車來接醫護人員同去觀光郊遊，一方面照顧鄉親，另方面加強聯誼，後來，很多護士就嫁給了工程師。民國 70 年，陳樹基從沙國回國，在北榮婦產部升任住院總醫師。

全球試管嬰兒熱　赴法國學習

　　民國 67 年，全世界第一例「試管嬰兒」露薏絲・布朗於英國誕生，隨後，美國、法國也培育出試管嬰兒，全世界各大醫院都熱中此道，北榮也不例外，於民國 71 年，派陳樹基參加由國科會與法國文化科技中心（Association Francaise du Developpement culturel et scientifique en Asie.）合作的人才培養科技交流計畫，先到法國巴黎的 Hopital Bichat 醫院，學習有關不孕症的治療，結果陳樹基很快發現，這家醫院並不是前一年培育法國第一例試管嬰兒成功的醫院，他即向交流計畫的法國聯絡人反映，希望轉到那家醫院學習。

　　聯絡人馬上處理，所以陳樹基很快就轉往法國巴黎的安東尼・貝克萊（Antoine Beclere）醫院，學習試管嬰兒培育技術。這家醫院的瑞尼・弗萊明（Rene Frydman）醫師，和傑克・塔斯德（Jacques Testart）教授，就是前一年成功培育法國第一例試管嬰兒誕生的兩位專家。

　　他先跟隨瑞尼・弗萊明醫師學習臨床不孕診治，之後四個月，再到傑克・塔斯德教授的實驗室學習。他在法國見習了如何使用排卵藥；在手術檯上將治療不孕症的婦人全身麻醉，於肚臍旁以腹腔鏡自卵巢吸取濾泡液（卵泡液），交實驗室以顯微鏡觀察其中有無卵子；以及將卵子取出，置於培養皿中加入處理過的精液。然後將培養皿放進培養箱，每天觀察是否受精分裂成為胚胎；再自陰道將幾個胚胎植入子宮，施以黃體素增加營養，使之著床。後經由驗血，確認是否懷孕。

回北榮　成為試管嬰兒小組成員

　　有關精子的模樣，陳樹基在國內已經了解，但在法國才第一次從顯微鏡下看見卵子，這是人體最大的細胞，讓他感覺新鮮有趣。

　　培養箱內恆溫攝氏 36.5 至 37 度，有進氣孔可從外輸入標準氣態，即 90％氮氣、5％的氧氣和 5％的二氧化碳；箱中設有顯微鏡，可以不必將培養皿自培養箱取出，即自箱內的顯微鏡觀察受精卵的變化。

　　陳樹基在法國受訓一年後回國，他想回國後會用到培養液，所以請法國老師寄了十份培養液來臺，為此，他還向衛生署申請進口許可。

　　回到北榮後，陳樹基升任主治醫師，榮總婦產部即在院長鄒濟勳大力支持、及部主任吳香達領導下，成立「試管嬰兒小組」，主力成員為最先回國的陳樹基及張昇平兩人，加上自美國返國的曾啟瑞醫師，還有科內的趙湘台醫師，共四人組成。

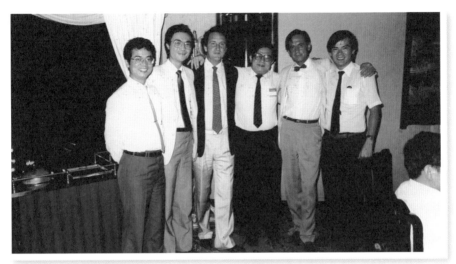

▲民國73年，法國試管嬰兒之父瑞尼‧弗萊明醫師（左三）、傑克‧塔斯德教授（右
　二）應邀到北榮指導，與北榮試管嬰兒小組醫師合影，左一為趙湘台醫師、左二為
　曾啟瑞醫師、右三為張昇平主任、右一為陳樹基醫師。（陳樹基／提供）

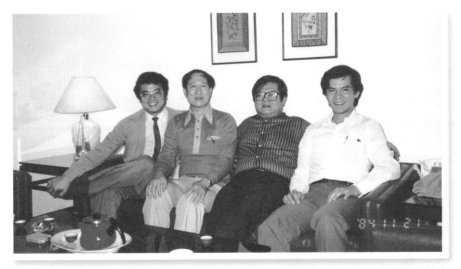

▲北榮培育試管嬰兒尚未成功時，華裔加拿大學人黃福全（左二）到北榮指導，並應
　邀到北榮試管嬰兒小組成員陳樹基醫師（右一）家中聚會，右二為張昇平主任，左
　一為趙湘台醫師。（陳樹基／提供）

　　陳樹基把他在法國所學，包括臨床經驗、如何用藥誘導排卵、如何自卵巢取出卵子、如何判讀卵子的成熟度等技術，教導未在這方面受過訓練的同事，並參與購置設備，最重要的是他自法國進口了專用的培養箱，使團隊實力大增。

培育首例試管嬰兒成功　提名十大傑出青年

　　雖然有了儀器及人員，但在國外「看」及回國「做」，感覺好像欠缺了什麼？包括卵子的受精、受精卵的培育等等，總是不理想，經過多日的努力，期間幸好有多位旅美學人，如陳維多教授、劉歐洪清教授等回國指導。民國 74 年，北榮試管嬰兒團隊培育國內第一例試管嬰兒成功，此後，北榮成為臺灣「試管嬰兒」技術的領頭羊，經由分享，讓這項技術在國內開枝散葉。

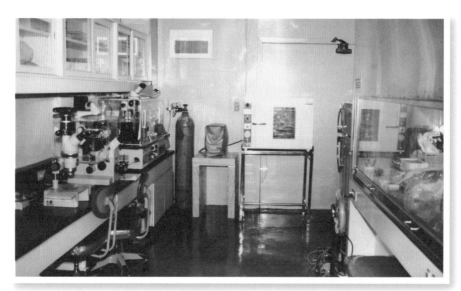

▲圖為北榮成立試管嬰兒小組時的實驗室，左邊桌上後段，放著陳樹基於民國73年從法國引進的培養箱。（陳樹基／提供）

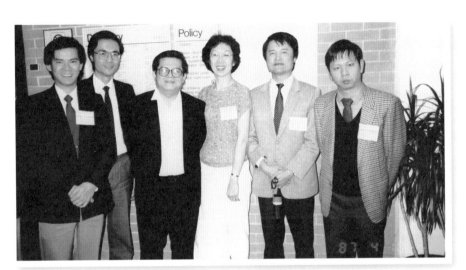

▲民國72年底，世界試管嬰兒大會在美國諾福克總醫院舉行，與會的國內試管嬰兒培育菁英，與旅美專家陳維多教授（右三）合影，陳維多對北榮試管嬰兒團隊提供指導，促使成功，左起為陳樹基、曾啟瑞醫師、張昇平主任、右起為江俊良、劉英介醫師。（陳樹基／提供）

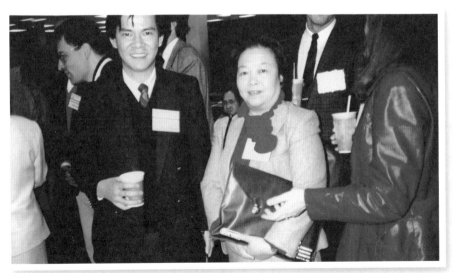

▲民國73年，美國生育醫學會年會，陳樹基醫師（前左）遇見培育美國首例試管嬰兒成功的諾福克總醫院專家劉歐洪清教授（前中），劉歐教授對我國發展試管嬰兒指導甚多。（陳樹基／提供）

　　由於陳樹基對培育國內第一例試管嬰兒的貢獻，次年，北榮提報他競逐「中華民國十大傑出青年」。

　　民國 80 年，因國泰醫院力邀，陳樹基離開工作 15 年的北榮，到國泰成立「生殖醫學中心」，並擔任中心主任，在院長陳炯明支持下，花了六、七百萬元經費成立實驗室，面積十幾坪，其中包括取卵室、培養室、精蟲處理室、診間。

　　最初「生殖醫學中心」只有他和一個技術員，但成果斐然，才三個多月，就有一位婦人成功受孕，同年底成功產下試管嬰兒，當天，陳炯明院長送來花籃慶賀，上面寫著「賀國泰一號試管嬰兒誕生」。

國泰20年　試管嬰兒月月成長

　　此後國泰的「試管嬰兒」人數月月成長，大展鴻圖，這一年就成功懷了三十多個「試管嬰兒」。陳樹基在國泰任職 20 年，至民國 100 年，他想應該交棒給年輕人而辦理退休，又因中山醫院已邀請他十年，他轉到中山醫院擔任婦產科主任迄今，退而不休。

　　陳樹基是教育部部定講師、陽明大學婦產科學臨床教授、臺北醫學大學婦產科臨床副教授，曾任中華民國生育醫學會理事長，現為理事。

　　另外，他對兩岸的不孕症治療也有著墨，此事緣起於民國 99 年，他還在國泰醫院任職時，經由中山醫院副院長朱益宏連繫，他到大陸深圳東莞的瑪莉亞婦女醫院講學三天，講題是有關不孕症治療，以及如何培育試管嬰兒，特別是有關用藥方面。該院聘他為顧問，之後五年，他去瑪莉亞醫院講學七、八次。

大陸16城市講學五年　又天天練習書法

　　同一時期，經由陸方邀請，陳樹基指導過的大陸醫院所屬城市包括：

鄭州、青島、蘇州、杭州、合肥、宿州、長沙、武漢、南昌、福州、深圳、貴陽、六盤水、昆明、西寧、烏魯木齊等。

其中有一次演講後，院方要求題字留念，但題字要用毛筆，陳樹基童年住在馬達加斯加，從未學過毛筆書法，無法題字，場面相當尷尬。回臺後，他立定志向學習書法，至今五年來，他每週一下午都去上書法課，後來越寫越有興趣和心得，現在每天清早都要練一小時書法。

又因他精通法文，法國在台協會聘請他擔任我國申請留法學生的體檢簽證醫師，亦即將中文的體檢結果譯為法文，並且簽名。

此外，馬達加斯加曾是法國屬地，流行喝法國紅酒，陳樹基的父親吃飯時，常喝點紅酒，所以陳樹基自小便有機會品紅酒，後來成為知名醫師，大約有十年期間，他和懂得品紅酒的同行醫師劉志鴻、李國光、楊再興，相約每一、兩個月品酒一次，每次在不同的西餐廳或中餐廳聚餐，每人提供一瓶紅酒，所以每次每人平均要喝一瓶，而且他們的段數很高，聞到酒香便知廠牌、年份及原料是來自哪個地區的葡萄園。

退而不休　罹患「足球癌」

許多朋友見面時問陳樹基退休了沒？他這麼說：「離開國泰醫院時就辦了退休，只是做這一行哪能完全退？所以，中山醫院董事長『老爹』邀我到中山時，我就同意了，現在每天上班，輕輕鬆鬆做，『不亦樂乎！』」

工作之餘，他念念不忘的仍是足球，至今每個星期六下午，只要不下雨，他都會馳騁於臺北「大佳河濱公園足球場」，與孔雀隊及虎風隊一起活動筋骨。許多朋友說：「這麼一大把年紀還踢足球，不怕受傷？」他說：「其實我們是依年齡分組，隊友和對手都是一把老骨頭，又踢了這麼多年，知道如何避免受傷。」

　　除了踢球，他也常看國外職業賽事轉播，連半夜也不錯過。此外，更親赴歐美觀看現場賽事，如 1998 年的法國世界杯、2006 年德國世界杯、2014 年巴西世界杯、2016 年歐洲杯冠軍賽都去了；最近一次是 2019 年（民國 108 年）赴西班牙巴塞隆納，觀賞世界足球先生梅西的球技，所以有人戲稱他得了「足球癌」，沒藥醫了。

4-4 北榮婦產部家庭計畫科
曾啟瑞 主治醫師

「不孕症醫生幫助不孕症夫婦，並不違反上帝的旨意，他們只是用上帝的禮物——精子與卵子，回應不孕者的禱告。」（The doctors who help these infertile couples are not interfering with mother nature or god—THEY ARE ANSWERING PRAYERS.）這是參與培育我國第一個試管嬰兒成功的醫師曾啟瑞教授的信念。

曾啟瑞教授於民國 83 年至 106 年擔任臺北醫學大學附設醫院生殖醫學中心及婦產科主任；民國 93 年至 102 年擔任同校醫學院院長。他除了早年在臺北榮總參與培育國內第一例試管嬰兒成功之外，民國 91 年，他也做出世界第一例「自體粒線體轉殖」成功受孕的案例，成就斐然。

從屏東到北醫　彩色的青春歲月

曾啟瑞出生於屏東市，小學就讀東港國小，民國 52 年，考上屏東中學初中部，他每天趕清晨 5 點 47 分的火車，到屏東中學上課。民國 55 年，他參加臺北市高中聯考，之前先坐夜車到臺北，住的旅館衛生很差，影響他應考，結果差一分沒考上第一志願建國中學，而第二志願填的是成功中學，於是錄取成功。讀完高一後，他獲得全校第一名，插班考上建中。

民國 58 年，他考上臺北醫學院醫學系，除了念書，也熱心社團活動，包括大二時擔任《北醫青年》編輯和美編；大四、大五時擔任系刊《綠杏》的編輯，策劃的第一個專題是〈如何成為一個好醫生〉；

他也參加「杏聲合唱團」，於畢業多年後出任臺北醫學院院長時，還兼任這個合唱團的指導老師。

曾啟瑞在北醫也遇到影響他一生的好老師徐千田博士，徐千田是北醫創辦人之一，也是創校校長。徐院長常說，「醫生固然要醫『病』，更要醫『人』。」也就是要「仁心仁術」；同時要勤奮，「想要成為好醫生，不要整天都在睡。」曾啟瑞解釋說，這句話的重點是，生命有限，好醫生必須睡眠時間少，又能早起，工作時間長，才能把事情做好。徐校長每天平均只睡三、四小時。

擔任北醫住院醫師　再錄取哈佛大學

畢業後，服完兵役，曾啟瑞在北醫附設醫院擔任住院醫師，民國 67 年，世界第一例試管嬰兒露薏絲‧布朗在英國誕生，生殖醫學大展鴻圖，激起曾啟瑞的求知慾，他申請就讀美國哈佛大學公共衛生研究所，徐院長幫他寫了推薦信，並獲錄取。

民國 69 年，曾啟瑞來到位於波士頓的哈佛大學，同時期的留美同學中，有些後來成為重要人物，包括馬英九總統、衛生署長葉金川、環保署長李應元、行政院長毛治國；其中毛治國擅長書法，春節前會寫春聯送給同學及外國友人。

初入哈佛，曾啟瑞無法以流利的英語上課，往往也聽不懂同學講的笑話，所以他苦練英文聽力，每天睡前看美國三大電視網 ABC、NBC、CBS 的夜間新聞一個半小時，於是會話能力大進，至今他仍對當年的 ABC 女主播芭芭拉‧華特斯（Barbara Walters）；CBS 主播華特‧克朗凱（Walter Leland Cronkite）和丹‧拉瑟（Dan Rather）的字正腔圓，記憶猶新。

民國 70 年（1981 年），他成為哈佛大學婦幼衛生碩士，同時在哈

佛大學進行「不孕症及生殖內分泌」研究，也在主要教學醫院「布里根婦女醫院」擔任研究員，這家醫院排名全美十大醫院之一，也是世界上重要的生物醫學研究機構。為了賺取生活費，他於週末假日到近郊的 Waltham 醫院兼任婦產科住院醫師。

加入北榮 培育國內首例試管嬰兒

　　這段期間，曾啟瑞接觸到人工生殖方面的兩位大師，一位是民國 48 年培育全球第一個試管兔子成功的張明覺教授，張教授是出生於山西省嵐縣的美籍華裔生殖生物學家，他也發明史上第一種口服避孕藥，被譽為「試管嬰兒的先驅」及「避孕藥之父」。曾啟瑞記得張教授對他說過：「我培育的試管兔子，比英國培育的第一個試管嬰兒露薏絲‧布朗，早誕生了 20 年。」

　　二是美國試管嬰兒之父，即諾福克總醫院試管嬰兒團隊的霍華德‧瓊斯博士（Howord W. Jones）（相關照片見 P.032）。瓊斯和英國生物學家羅伯特‧愛德華茲（Roberts G. Edwards）曾在 1965 年合作，於美國約翰‧霍普金斯大學醫學院的實驗室，實現了第一例人類體外受精，此後他們帶領各自的團隊，先後實現英、美兩國的首例試管嬰兒誕生。

　　民國 72 年暑假，曾啟瑞寫信給臺北榮總院長鄒濟勳，說明他有能力做出國內第一個試管嬰兒，希望到北榮服務，鄒院長在信上批示「人才難得，希予重用」，交副院長彭芳谷處理，之後，北榮婦產部主任吳香達從臺北打電話到波士頓邀他加入婦產部。曾啟瑞於 72 年 10 月到北榮擔任主治醫師，北榮於同月成立「試管嬰兒小組」，分工後，由曾啟瑞負責實驗室工作，他做了半年的動物實驗後，覺得準備條件已充分，至 73 年 3 月，小組開始培育人類試管嬰兒。

培育首例試管嬰兒成功　恩師召喚回北醫

　　那年三、四月間，患不孕症的張淑惠女士到北榮婦產部求子，並確定要培育試管嬰兒。她的先生張健人是陸軍中校，在外島服務，他於民國 73 年 5 月回到臺灣本島，在北榮取精後冷凍。7 月中旬，北榮開始為張女士誘導排卵，至同年 8 月 2 日，以體外人工授精方式培育為胚胎，再植入張女士的子宮，當月確定著床，74 年 4 月 16 日誕生「張小弟」，成為國內第一例培育成功的試管嬰兒。曾啟瑞至今保留著民國 73 年 7 月，他處理這個試管嬰兒過程的實驗室記錄手稿。

　　張小弟半歲大時，美國試管嬰兒之父霍華德・瓊斯博士前來我國演講，曾啟瑞的恩師臺北醫學院董事長徐千田教授請瓊斯博士吃飯，並邀請國內各醫學中心從事培育試管嬰兒的醫師與會，曾啟瑞是其中之一，且留下珍貴的歷史照片（見 P.025）。

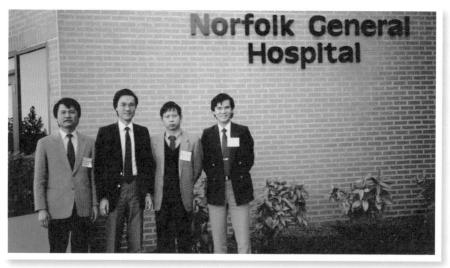

▲民國73年，美國首先培育出試管嬰兒的諾福克總醫院舉辦世界試管嬰兒大會，與會的我國菁英醫師合影，左起為劉英介、曾啟瑞、江俊良、陳樹基醫師。（陳樹基／提供）

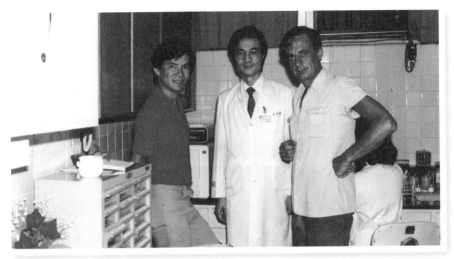

▲民國73年，法國試管嬰兒之父傑克‧塔斯德教授（右）到北榮實驗室指導，與北
榮試管嬰兒小組醫師合影，左起陳樹基、曾啟瑞醫師。曾啟瑞為實驗室工作主力。
（陳樹基／提供）

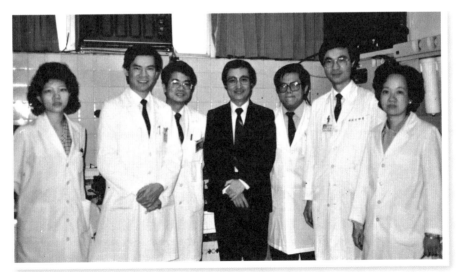

▲北榮婦產部實驗室負責人曾啟瑞醫師（右二）與同仁及來訪學者合影，左起：盧榮
愛技術師、陳樹基醫師、趙湘台醫師。右三為張昇平主任、右一為歐陽杏如技術
師。（陳樹基／提供）

　　曾啟瑞在北榮服務七年，至民國 79 年，恩師徐千田董事長邀請他回北醫建立生殖醫學團隊，從此開啟他在北醫 28 年的精采生涯。包括：民國 83 年起擔任北醫醫學系婦產科主任、84 年起擔任生殖醫學中心主任。89 年，臺北醫學院升格為臺北醫學大學，曾啟瑞於 91 年起擔任醫學系主任，93 年起擔任醫學院院長；101 年，校方董事會徵詢他是否願意出任副校長，也有南部醫學院邀請他出任院長；政府則邀他擔任中央衛生主管機關副首長，但他都婉拒了，原因是不忘初衷，希望多為不孕症夫妻創造生機，圓滿人生。

發揚核心價值　勉學生做第一流醫生

　　曾啟瑞對臺北醫學大學有許多貢獻，他自我期勉及教導學生「做第一流醫生比做第一名醫生更重要」，並立志將本來不是第一名的北醫，經由前瞻性領導及全體師生的努力，成為第一流的醫學院。他創建的北醫生殖醫學中心的核心價值如下：

核心價值	
人文（Humanity）	：重視全人教育
卓越（Excellence）	：追求多元創新
服務（Services）	：強調社會責任
永續（Sustainability）	：落實綠色大學
全球化（Globalization）	：拓展國際視野

　　由於確實發揚核心價值，北醫在不孕症治療及培育試管嬰兒方面有相當優異的發展。曾啟瑞說，國內現有 86 個相關的生殖醫學中心，每年共約進行兩萬多例取卵週期，其中北醫附設醫院佔約 10 ％。

發明自體粒線體轉殖法　提升試管嬰兒成功率

此外，民國 90 年，曾啟瑞首創世界第一例自體粒線體轉殖成功受孕的案例，他解釋說，女性每顆卵子內約有 10 萬顆粒線體，粒線體的功能是供給卵子的能量；過了 40 歲，卵子和粒線體都老化了，粒腺體無法提供卵子所需能量，導致試管嬰兒的成功率只有 7％。

他自電子顯微鏡觀察得知，卵子旁邊有一種顆粒細胞，細胞內的粒線體十分強壯，會分泌雌激素並保護卵子，還負責篩選精子，以使活動力最強的精子穿透進入卵子。所以他針對高齡欲培育試管嬰兒的婦女，自她的顆粒細胞抽取三至五千個粒線體，與精子一同注入卵子，進行轉殖，竟使受孕成功率提高到 35％，為未採用此法前的五倍。

這項「自體粒線體轉殖」技術於民國 91 年（2002 年）發表，因是全球首例，十餘年來，曾啟瑞不斷受邀至全球各地演講，其中，民國 106 年 3 月到美國巡迴演講，包括哈佛、康乃爾、約翰‧霍普金斯大學等生殖醫學重鎮，可見這項發明的重要性。

全球華人生殖醫學會　終身成就獎

曾啟瑞和他的研究團隊一路精進，締造許多研究佳績，獲獎無數，包括：民國 90 年、92 年和 96 年榮獲由諾貝爾醫學獎得主羅伯特‧愛德華茲（Prof. Robert G. Edwards）（即全球第一例試管嬰兒之父）創設的「歐洲人類生殖及胚胎學學會」年會的最佳論文獎項。民國 98 年以專利發明「Diagnosis method of endometriosis by detecting biochemical markers and usage of these biochemical markers」（通過檢測生化標誌物和這些生化標誌物的使用來診斷子宮內膜異位症的方法），獲得經濟部智慧財產局頒發的「國家發明創作獎金牌」。

　　又因十年內連續有九年於「美國生殖醫學會」年會中發表論文，分別於民國 99、103、104、106 和 107 年獲頒美國生殖醫學會明星獎。民國 101 年在美國聖地牙哥獲頒「全球華人生殖醫學會」之「終身成就獎」。此外，曾教授已被邀請至世界各地的許多會議演講超過 120 次，他在生殖醫學領域已發表 210 篇論文。

　　民國 103 年，曾啟瑞擔任世界衛生組織委員，也陸續擔任許多學會的領導人，服務生殖醫學領域，分別是：民國 85 年，台灣生殖醫學會理事長；民國 96 年，國際生育保護學會理事；民國 97 至 103 年，泛太平洋生殖醫學會會長；民國 102 至 104 年，臺灣粒線體醫學會理事長；民國 104 年，台灣子宮內膜異位症學會理事長；民國 105 至 107 年，亞太生殖醫學會第七屆理事長。

4-5 北榮婦產部家庭計畫科
趙湘台 主治醫師

　　臺北榮總於民國 74 年培育出國內第一例試管嬰兒，參與培育的主要四位醫師中，趙湘台畢生在臺北榮總服務，退休後繼續在北榮婦女醫學部看診。而國內第一例「禮物嬰兒」、第一例以「電激取精術」協助下半身癱瘓男子的妻子懷孕生子、第一例卡門氏症治療成功產子，都是他的傑作，而且他熱愛帆船運動，人生十分精采。

攻讀博士學位　參與培育國內首例試管嬰兒

　　趙湘台祖籍湖南衡山，小時候住在花蓮市美崙海邊，老家依山傍海，他從小就愛看蔚藍的大海。就讀花蓮中學時學會游泳，因為不會暈船，曾許願長大後要當水手，但民國 59 年的大學聯考，他考上臺北醫學院，後來就像許多北醫的學長、學弟一樣，受到校長徐千田教授的影響，於民國 66 年畢業後，選擇擔任婦產科醫師。

　　民國 66 年，趙湘台到臺北榮總婦產部擔任住院醫師，民國 70 年升任住院總醫師，同年 7 月，北榮婦產部主任吳香達邀請陽明醫學院解剖學劉國鈞教授指導創立精子銀行；同年 9 月又邀請美國耶魯大學醫學院細胞遺傳專家楊蘭平教授回國幫忙成立「羊水細胞實驗室」，進行羊水細胞的培養，趙湘台都躬逢其盛，參與了工作。民國 71 年，趙湘台升任主治醫師，他同時在國立陽明大學深造，民國 75 年獲得臨床醫學研

究所博士學位。

民國 73 年 10 月，北榮婦產部以家庭計畫科為主，成立「試管嬰兒小組」，成員分別是張昇平主任和主治大夫陳樹基、曾啟瑞、趙湘台，趙湘台在其中從事臨床醫療工作。經由他們四人合作，民國 74 年 4 月 16 日成功培育誕生國內第一例試管嬰兒張小弟，當時北榮的上級主管機關「國軍退除役官兵輔導委員會」的主任委員鄭為元還設宴慶功，出席者包括北榮院長鄒濟勳和婦產部主任吳香達（照片見 P.35）。

赴澳洲墨爾本大學 學習試管嬰兒新知

張小弟誕生後同一年，趙湘台到澳洲墨爾本大學皇家婦女醫院（Royal Women's Hospital），擔任生殖醫學臨床研究員，學習培育試管嬰兒的技術。為什麼選擇到澳洲呢？因為澳洲是全世界鑽研試管嬰兒最早、研究最深入的國家之一，而且全球第一例培育試管嬰兒達成懷孕的是澳洲。

此事發生於民國 62 年（1973 年），澳洲卡爾‧伍德教授（Carl Wood）和約翰‧利頓教授（John Leeton）的研究小組，在墨爾本報告全球第一例試管嬰兒妊娠，可惜這次懷孕以早期流產結束。而英國運氣好，由羅伯特‧愛德華茲（Roberts G. Edwards）和派屈克‧斯蒂普特（Patrick C. Steptoe）培育的試管嬰兒露薏絲‧布朗於民國 67 年（1978 年）7 月 25 日順利誕生，英國拔得頭籌，誕生全球第一例試管嬰兒。

澳洲雖然在此事受挫，但世界第一組試管雙胞胎、三胞胎、四胞胎，以及第一個採用冷凍胚胎孕育的試管嬰兒，都是澳洲培育成功的。當年趙湘台就是前往墨爾本大學皇家婦女醫院，跟隨羅傑‧佩珀爾教授（Roger Pepperell）及亞歷克斯‧洛帕塔教授（Alex Lopata）學習泌乳激素為主的生殖內分泌及試管嬰兒實驗室（IVF laboratory）的工作。

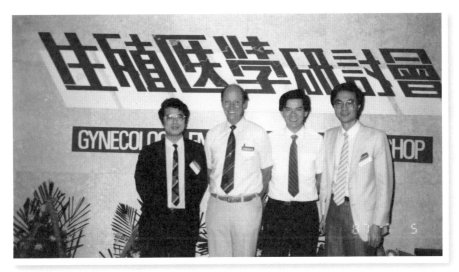

▲北榮舉辦生殖醫學研討會，北榮試管嬰兒小組與澳洲的羅傑‧佩珀爾教授（左二）
合影，左一為羅傑教授的學生趙湘台醫師、右起為曾啟瑞、陳樹基醫師。（陳樹基
／提供）

禮物嬰兒技術助孕產子　國內首例

　　民國 76 年，趙湘台回國後，繼續在北榮婦產部家庭計畫科服務，
由於他的博士論文便是「人類濾泡液對人類精子之影響」，所以他的門
診重點是「男性不孕症」，其中有三項重要的成就：

1. 培育出國內第一例「禮物嬰兒」（GIFT）：

　　此術又稱為「輸卵管內精卵植入術」，民國 75 年，一對不孕夫妻
求治，妻子的輸卵管正常，但丈夫的精蟲無法自然移行到輸卵管中完成
受精，導致無法在自然狀態下受孕。因此採取人工生殖技術，用腹腔鏡
將卵子取出，在體外與精蟲混合後，再由腹腔鏡導引，把精卵同時放入
輸卵管，於民國 76 年 3 月誕生全國第一例禮物嬰兒，當時認為這是最
符合生理學的人工生殖技術。為此，趙湘台曾撰寫論文發表於《中華醫

學雜誌》（民 76 年 39:3 205-214）。

　　不過趙湘台強調，許多不孕婦女都是因輸卵管阻塞造成不孕，而不適採用此法治療。

電激取精、延後生產　再創首例

2. 國內首例，以電激取精術（Electroejaculation，簡稱 EEJ）協助下半身癱瘓男子之妻懷孕生子：

　　起因是這名男子因車禍脊椎損傷，下半身癱瘓無知覺，趙湘台用電擊棒插入患者肛門，誘發射精，取得精液；81 年 7 月，再以人工授精方式，讓他的妻子成功懷孕三胞胎，但 82 年 1 月，三胞胎之一破水流產，經採用各種方法延後生產，成功生下一男一女，為這對夫妻圓滿了家庭生活。延後生產在當時是創舉，趙湘台並以此指導後進，即第四年擔任住院醫師的何延慶寫成論文，民國 83 年 10 月投稿刊登於《中華醫學雜誌》54 卷第四期，何大夫並以此論文升等總醫師。

助卡門氏症患者得子　又一件首例

3. 協助一位「卡門氏症」患者之妻產子：

　　民國 76 年元月，一位 34 歲的卡門氏症患者至北榮向趙湘台求診。卡門氏症是一種先天性的「促性腺激素釋放激素」（GnRH）分泌不足病症，常伴隨嗅覺異常，如嗅覺減退、嗅覺缺失，此外，病人會有睪丸發育不良、隱睪症、陰莖短小、無精等症狀，造成男性不孕。

　　前八個月，趙湘台以 HCG（人類絨毛膜促性腺激素）合併 HMG（人類停經期促性腺激素，男性亦有此激素）治療，將患者血液中的睪固酮從偏低的 0.32 ng/ml，提高到近乎正常的 4.6ng/ml，改善患者的第二性徵，但精子數量僅由每西西 20 萬隻增加到每西西 200 萬隻，後以配子

輸卵管植入（GIFT）的方法治療，可惜未能讓他妻子懷孕。

　　同年 9 月，趙湘台突發奇想，向新陳代謝科借了一架為糖尿病患者定時定量於皮下注射胰島素的注射機，讓這位卡門氏症患者整天配掛，每隔 90 分鐘即脈動式的自動注射一次 GnRH（促性腺激素釋放激素），經過一個月的治療，病人的精液量由 0.5 西西增加成 2.5 西西，精子數躍增到每西西 5 千萬隻，活動率提升為 65％。12 月初，進行試管嬰兒方式的人工授精，結果他的妻子成功受孕，成就國內第一例卡門氏無精蟲症治療成功並懷孕生子的案例。後來再接再厲，循著前次治療方式，讓患者妻子再次懷孕，也成功生育。

　　為此，趙湘台曾撰寫論文發表於《中華民國婦產科醫學會會刊》。如今，患者夫婦移民加拿大多年，但每年回臺必會回門診追蹤，趙湘台還保留 30 年前患者夫婦送他的試管寶寶相片，締結一段醫病緣。

獲教育部副教授證書　又專攻變性醫學

　　民國 88 年，北榮婦產部家庭計畫科更名為「生殖內分泌科」，趙湘台成為生殖內分泌科主治醫師，後來也擔任婦產部婦產實驗室主任；他也獲得教育部副教授證書（1987 / 08/01 教育部副字 16438 號）。民國 105 年，趙湘台自臺北榮總退休，但仍受聘為婦女醫學部特約醫師，繼續看診、開刀。

　　特別的是，趙湘台因為精研荷爾蒙治療，後來又多了一項專長，自 15 年前開始專攻變性醫學。趙湘台說，有些人在性別認同方面，生理和心理不同調，也就是男性身體中擁有女性的心靈，或是在女性身體中擁有男性的心靈，這些人從小時候就知道自己身體在性別上的矛盾，但在社會及家庭壓力下無法伸張心靈的期待，而在漩渦中花了人生大部分精力想走出去，非常非常辛苦。從他（她）們與醫師的對談中，透露出如

不走出漩渦會後悔的心情，所以趙湘台以醫學專業、合法的程序為他們
完成願望。

喜愛帆船運動　乘風破浪逍遙遊

趙湘台另有一項特別的娛樂，即是帆船運動，起因於他童年時住在
海邊，內心對海上運動有極深的眷戀，二十多年前，朋友邀他到澎湖玩，
他一到澎湖「山水沙灘」，就學會了駕駛風帆，內心潛藏的、對大海的
熱愛一下子迸發出來，後來他到臺北縣（今新北市）福隆海水浴場玩風
帆時，又結識風帆玩家秦嗣林，並加入「福隆風帆俱樂部」，假日便往
福隆跑。

民國 99 年 7 月，秦嗣林等同好七人邀趙湘台合資到琉球購買賽
帆「Azur de Puig 號」，這艘帆船是西班牙公主克里斯蒂娜（Spanish
Infanta Cristina）結婚時，母后贈送的禮物，公主曾駕此船參加 1988 年
奧運帆船賽。趙湘台為了駕駛帆船，曾在臺北縣白沙灣海水浴場接受駕
駛小艇的訓練，並在高雄考上船長證。

如今他們幾人每年都駕駛這艘帆船，到琉球、宮古島、石垣島等，
四度參加琉球皇朝杯拉力賽，及四度到深圳大亞灣參加中國杯帆船賽。
這是帆船繞標賽，依不同風向、風級，必須配合更換各種不同形狀、大
小的帆，也就是把桅杆上的帆上上下下，而收下的帆必須放入船艙折疊
備用，趙湘台的長處是下到船艙也不會暈船，所以可以獨自一人在船艙
整理船帆，以供置換。

最近幾年，這群 Azur 帆船兄弟曾到大溪地 Bora bora、東加王國、
蘇梅島、蘭卡威、巴拉望群島、帛琉、賽昔爾群島（Seychelles）的海上，
租帆船暢遊群島。

趙湘台自從走上行醫之路，當水手的夢想便被擱置，原本以為永遠
不可能實現，卻在三十多年後圓夢。

5

生殖醫學中心簡介

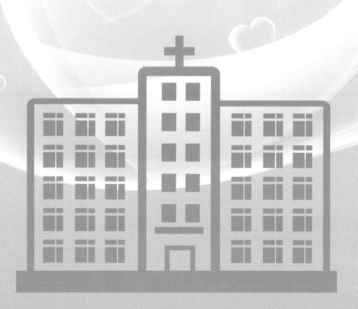

5-1 臺北榮民總醫院

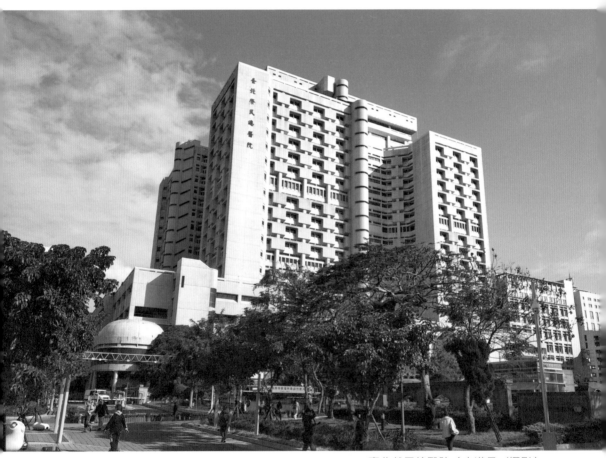

臺北榮民總醫院（李漢昌／攝影）

　　民國74年4月16日，臺北榮總婦產部的產房門口，媒體記者雲集。下午3時26分，產房傳出新生兒宏亮的哭聲，他的驚天一哭，宣告國內第一例試管嬰兒誕生了，從此，臺北榮總成為國內培育試管嬰兒的龍頭。

北榮奪冠　國內首例試管嬰兒誕生

回憶民國 67 年，全球第一個試管嬰兒——露薏絲·布朗在英國誕生，北榮婦產部便在院長鄒濟勳支持下，準備朝向以培育試管嬰兒技術治療不孕症的方向發展，同年吳香達升任婦產部主任並推動計畫，民國 72 年，家庭計畫科由張昇平升任主任後，繼續往前發展。

民國 72 年 10 月，以家庭計畫科四位醫師為主力組成「試管嬰兒小組」，分別是張昇平、陳樹基、曾啟瑞和趙湘台。其中，曾啟瑞是哈佛大學碩士、趙湘台是國立陽明大學臨床醫學研究所準博士、張昇平曾赴美國學習生殖內分泌，陳樹基赴法國學習培育試管嬰兒技術。

張昇平回憶，那個階段，試管嬰兒小組成員都非常辛苦，例如對排卵時間控制不好，有時候晚上九點鐘婦人排卵，小組成員即為她取卵，培養受精卵，整晚都在實驗室，有家歸不得。好在，經婦產部及家庭計畫科努力，總算有了成果，國內第一例試管嬰兒張小弟於民國 74 年 4 月 16 日在北榮誕生。

北榮遙遙領先　擁有國內多項首例

北榮不僅培育第一個試管嬰兒成功，74 年 9 月 4 日，國內第二個試管嬰兒陳小妹在北榮誕生、國內第一組試管三胞胎也在北榮誕生。北榮在試管嬰兒方面的發展遙遙領先，擁有多項國內的「第一」。

國內第二例試管嬰兒的母親是 30 歲的陳春善老師，她也在校外教鋼琴，因婚後三年不孕，73 年 10 月，她閱報得知培育試管嬰兒可解決不孕問題，經與丈夫和公婆商量後，獲得支持，到北榮婦產部門診，家庭計畫科主任張昇平為她培育試管嬰兒，經六次手術，到同年 12 月成功懷孕。之後她照常上班、爬山、游泳、到南部旅遊。

至懷孕 38 週時，她因為早期破水，於 9 月 4 日上午住進北榮婦產部產房，由張昇平和陳樸醫師接生，由於引產不成，且胎兒頭部不下降，於是安排剖腹生產，歷時 40 分鐘完成。當天深夜 11 時 34 分，國內第一個試管女嬰陳小妹誕生了，體重 2500 公克，身長 47.5 公分，一切正常。同月 13 日，陳春善女士出院時，陳小妹的食量是 80 西西牛奶，每四小時餵奶一次。

國內首例試管三胞胎、四胞胎誕生

國內第一組試管三胞胎，是民國 74 年 11 月 16 日誕生的，為兩男一女。他們的母親姓洪，結婚三年多未孕，27 歲時，至北榮婦產部門診，由曾啟瑞醫師為她殖入五到六枚胚胎，不久證實懷孕。

由於是三胞胎，洪女士於 11 月 12 日即住進北榮待產，於 11 月 16 日凌晨自然分娩。兩名男嬰分別於凌晨零時 12 分及 18 分出生，女嬰於零時 26 分出生，三名新生兒的體重依序是 2500 公克、2900 公克、2500 公克。

據曾啟瑞醫師指出，一般三胞胎懷孕機率為八千至一萬分之一，但經由體外受精植入四個胚胎以上，三胞胎的機率會提升一百倍。

至民國 75 年 7 月 15 日，北榮又誕生人工生殖的四胞胎，且是開院以來首次四胞胎。孩子的母親姓賈，婚後四年不孕，25 歲時，她到北榮婦產部門診，經醫師安排人工授精，結果懷了四胞胎。懷孕 37 週時，她出現產兆，到北榮待產，由家庭計畫科主任張昇平為她剖腹生產，一口氣產下兩男兩女四胞胎。

老大為女嬰，體重 1380 公克；老二是男嬰，重 1450 公克；老三為女嬰，重 1400 公克，老么為男嬰，重 1680 公克；均置入北榮小兒部病房育嬰室的保溫箱，由醫護人員悉心照顧，母子均安。根據文獻指出，平均 51,200 位產婦才會出現一次四胞胎。

無月經、無輸卵管　都能做試管嬰兒

民國 75 年 8 月，北榮曾讓一位不會排卵的 28 歲婦人成功受孕，這位婦人結婚五年未孕。張昇平指出，腦部下視丘的弓狀核會分泌「促性腺激素釋放激素」（GnRH），經神經管、門脈循環到腦下垂體前部，刺激腦下垂體分泌性腺激素，也就是濾泡刺激素（FSH）和黃體化激素（LH），使卵子成熟並排卵。但有些不孕婦女因為下視丘弓狀核受損，造成無月經症及性腺機能減退。

家庭計畫科安排這位婦人住院，使用微電腦控制小型靜脈注射筒，每隔 90 分鐘注射一微克合成的「促性腺激素釋放激素」（GnRH），連續注射 20 天後，終於讓患者排卵，經夫妻同房後懷孕成功。

再談北榮早在民國 98 年，即讓一位 36 歲的吳小姐以她的冷凍卵子，於體外受精後植入子宮而受孕，這是北榮第一例。吳小姐因兩度子宮外孕，切除兩邊輸卵管，致無法自然受孕。她在各大醫院婦產部奔波求子，為了取卵，每天要打六針，而平日工作忙碌，壓力過大，兩度做試管嬰兒都失敗。後來她輾轉到北榮婦產部，經醫師從她卵巢取出二十幾顆卵子，其中部份做了人工體外受精，產生幾個胚胎，院方建議她留下一些卵子和胚胎冷凍備用。

結果胚胎兩度植入子宮都未懷孕，直第三次，醫師將冷凍卵子解凍，於體外受精後植入子宮，後來她月經過期未出現，經買避孕棒一試，確定懷孕。

一對夫婦三做試管嬰兒　誕生六名寶寶

還有一對夫婦成功做了三次試管嬰兒，一共誕生六名試管寶寶，全家福照片壯觀又好看。

這位王姓女子於 28 歲結婚，丈夫是美國人。她婚後六年未懷孕，但夫婦都很想要小孩。她看過不孕症醫師二、三十次都無法懷孕，直到前往北榮，張昇平主任幫她做試管嬰兒，才出現好消息。

她是從民國 90 年開始，在 45 個月內，連續完成三次試管嬰兒培育，分別生下長女、三胞胎兒子、和雙胞胎女兒，一共六個試管寶寶。王女士在么女七個月大時，把她和六個孩子的合照放在網路上，報載她每天回家就像帶部隊，為了照顧孩子，請了兩位保母幫忙。

冷凍精子兩故事　一喜一悲均感人

還有特殊的案例，民國 79 年，一位罹患淋巴癌的 20 歲青年，在接受化療前接受醫師建議，先冷凍儲存精子。青年後來痊癒，於民國 90 年結婚，但妻子無法受孕，於是他回到北榮，由醫療團隊將他的精子解凍，以試管嬰兒方式，於體外受精後，把形成的胚胎注射到他妻子體內，並成功受孕，民國 92 年 7 月，生下一對健康的雙胞胎兄弟。

而另一個冷凍精子的故事，情況卻大不相同。一位日本商人於民國 94 年 3 月 7 日墜樓，送到北榮急救不治，由於他結婚十年無後，遺孀哀傷之餘，請求檢察官及醫師同意，於日商死後三小時，緊急為日商取精，一共三管 3.5 西西，於北榮冷凍儲存，希望能為日商留下血脈，之後遺孀返回日本。

當時，人工生殖法尚未通過，但草案已擬定必須夫妻雙方均健在才能取精卵儲存，所以北榮不擬為日商的遺孀進行人工生殖，但同意協助她將精子帶回日本，北榮並為此致函衛生署，要求同意輸出細胞。

如果衛生署同意，北榮可安排日商遺孀攜手提液態氮小鐵桶，以攝氏零下 196 度的液態氮，冷凍保存她丈夫的精液，攜回日本，但衛生署不同意。之後，北榮多次與日商遺孀以電話、傳真溝通說明，包括考慮

到她在沒有丈夫的情況下，如果勉強生子，對孩子可能不公平；另方面，遺孀的公婆也不同意，她思考許久後決定放棄。

後來她為了送別丈夫這件「最後的遺物」，於同年 5 月 11 日來臺，到北榮「存精室」看丈夫的遺物最後一眼，含淚簽下銷毀同意書，北榮於當天下午以加熱法將精子銷毀。

分享試管嬰兒技術　北榮開枝散葉

張昇平醫師擔任北榮婦產部家庭計畫科及生殖內分泌科主任 27 年。他說，北榮雖是國內試管嬰兒發展的龍頭，但並不吝分享相關知識，自從 35 年前張小弟誕生，半年後即舉辦一場研討會，分享試管嬰兒技術。此後，又舉辦了二十次「試管嬰兒教室」活動，也就是在暑假期間，開放「生殖內分泌實驗室」，供各醫院婦產科醫師或有興趣者參觀，每年 10 人，每次兩、三星期；另外，每年的上下學期，也有很多醫學院的實習生到實驗室學習，分享相關知識，所以國內應有近兩百位婦產科醫師，及數百位醫學系學生曾前往了解。

他說，早在民國 74 年北榮婦產部培育出第一例試管嬰兒前，試管嬰兒小組四位主要的醫師，包括他、陳樹基、曾啟瑞、趙湘台都已開始治療不孕症、培育試管嬰兒。民國 80 年後，人事變遷，曾啟瑞、陳樹基另有高就，但北榮有關試管嬰兒的業務不斷擴大，每天都有兩、三百人求診，估計 35 年來，北榮培育試管嬰兒應有一萬多人。

張昇平說，希望新一代的北榮婦產部繼續往「實證醫學」方面發展，努力於試管嬰兒科學的分支研究，例如胚胎培養、幹細胞發展等，並將成果開枝散葉，造福未來。

5-2　三軍總醫院

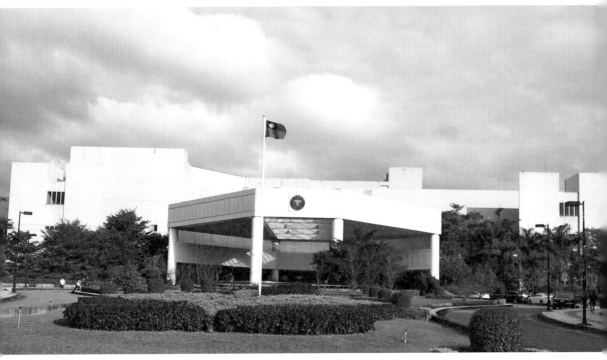

三軍總醫院（李漢昌／攝影）

　　民國六〇、七〇年代，美國、澳洲和法國陸續有「試管嬰兒」誕生，國內三軍總醫院也計畫籌備試管嬰兒門診，為國軍同袍服務。民國 74 年 11 月 30 日成功產下三總第一例試管嬰兒，是一名女嬰，為國內第六個試管嬰兒，且是國內第一例高齡產婦試管嬰兒，三總婦產部主任師明哲因此獲頒陸軍獎章。

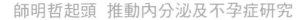

師明哲起頭　推動內分泌及不孕症研究

　　治療不孕症、培育試管嬰兒並不簡單，相關的知識、技術需要努力學習和研究，三總當時的院長是尹在信少將，在他大力支持下，婦產部主任師明哲醫師推動內分泌及不孕症研究。師明哲畢業於國防醫學院醫科，曾至美國芝加哥大學生殖內分泌科進修，對培育試管嬰兒具備相關知識，了解全球有關試管嬰兒的發展進度及趨勢。

　　當時的三總位於臺北市汀州路，即現在汀州院區位址。民國73年3月，三總婦產部首先成立「生殖內分泌學實驗室」及試管嬰兒小組，同年10月，三總婦產部和國防醫學院婦產科系，合作展開培育試管嬰兒作業；73年11月成立三總的「精子銀行」。研究基金部分由婦產部前主任李家琨多方奔走，向退伍軍人籌募而來，許多醫療儀器是向廠商借來的。

試管嬰兒小組成員　都是住院醫師

　　三總婦產部最初的試管嬰兒小組成員都是住院醫師，其中，住院總醫師是駱仁華，小組協調人是許志學，其他住院醫師分別是：羅家森、陳惟華、張嘉訓、孫大威、余慕賢、朱堂元、武國璋。

　　實驗室工作的分工如下：余慕賢負責精蟲的處理；朱堂元、武國璋負責培養液的調配；武國璋還負責動物實驗，即鼠胚的培養。

　　武國璋醫師於國防醫學院第一名畢業，他回憶最初的試管嬰兒培育設備，例如從事尋找卵子的精卵操作檯，是用嬰兒保溫箱改裝的，內有顯微鏡供觀察濾泡液；還有三氣體培養箱，需維持恆溫及氮氣、氧氣和二氧化碳的固定比例，所以他每天除了值班看病，還要盯緊培養箱，定時測試三氣體的比例，並予改善。

　　有關動物實驗，武國璋說，三總向國家動物中心購買實驗用的白老鼠及飼料，由他餵養，實驗的過程是先對母鼠注射荷爾蒙排卵針，取出卵子，又自公鼠取得精子，進行體外受精，使發育為受精卵及胚胎，再植入母鼠子宮，觀察胚胎能否著床成功？相關過程是否影響胚胎發育？

試管嬰兒培育不易　嚴選施術對象

　　實驗的主要目的是測試使用的培養皿、培養箱、培養液是否安全可用、是否會產生毒素而損傷胚胎、相關程序是否有缺點等等，並不斷修正，直到測試多次都成功，證實程序及設備安全可用，才能以同款設備和方法，培育人類的試管嬰兒胚胎。

　　在培育人類試管嬰兒起步之初，三總其實是屢敗屢試，其間，美國猶他大學一位學者親臨三總指導，才讓研究豁然開朗，經過半年，技術漸趨成熟，三總開始為不孕婦女植入胚胎。

　　根據民國 74 年 4 月三總提出的統計數據指出，受試者中，受精成功率達到 90％，分裂成功率也達到 90％；培育完成八個胚胎，當時已有六位婦女的胚胎著床成功，其中兩位於著床成功後的第 42 天和第 50 天宣告流產，還有一位流產天數不明，另外還有三位證實懷孕。

　　在臺北榮總首例試管嬰兒張小弟誕生前一個月，報載三總的試管嬰兒培育技術已達一定水準，導致前往求子的夫婦頗多。因師明哲認為培育試管嬰兒是珍貴的技術，培育不易，所以對選擇施術對象相當嚴格，該院擇定的標準是：婦女須 40 歲以下，正常、健康、無內外科合併症；且針對無法改變的兩側輸卵管異常、先天精液嚴重缺陷、或做過多次嘗試仍無法懷孕，且原因不明的不孕症病人才能施術。

民國74年11月 三總首例試管嬰兒誕生

三總是專門服務國軍官士兵的醫院，據試管嬰兒小組協調人許志學提供的資料指出，民國 74 年初，在三總負責病房氧氣輸送工作的沈家祺士官長，結婚多年沒有孩子，三總為他們夫婦做了四次人工受孕失敗後，徵求他們同意，進行試管嬰兒培育。

當時沈家祺已經 54 歲，沈太太是印尼華僑，也已經 35 歲，屬高齡產婦，民國 74 年 11 月 30 日培育成功，經由剖腹接生一名試管女嬰，體重 2540 公克，哭聲嘹亮、健康可愛，立即送入小兒加護中心照顧。三總宣布培育出該院第一例試管嬰兒。

當時三總估計，培育一名試管嬰兒的費用，包括卵泡誘發要 8,000 元、培養液製作 7,000 元、腹腔鏡 3,000 元、超音波 1,500 元、精子處理 1,200 元、胚胎培養 10,000 元，胚胎植入 5,000 元。另外還有藥用支出、放射線攝影支出、生化及核子檢查等，總計費用不到新臺幣 50,000 元。三總雖是以服務三軍為主，但也歡迎一般民眾前往治療。

三位醫師出國 鑽研試管嬰兒知識

由於試管嬰兒技術的發展，三總婦產部接連帶動許多相關研究，尤其是不孕症的相關治療，例如以女性的口服促排卵藥治療男性不孕症，可以增加精蟲數目和活動力，提高生育機會等。

此後，三總也擴充了不孕症治療與試管嬰兒培育的醫師陣容，改為由主治醫師擔任培育中堅。同時安排醫師出國學習婦產科知識和技術。其中，武國璋於民國 78 年到美國威斯康辛大學麥迪遜分校發育生物學系留學，進行生殖內分泌研究，民國 82 年，他獲得博士學位。另外，尹長生醫師至美國猶他大學攻讀免疫學、劉嘉耀醫師到加州大學舊金山

分校攻讀生理學，他們三人返國後，三總婦產部實力大增。

武國璋回國後升任三總主治醫師，也擔任三總婦產部的試管嬰兒室負責人，後任生殖內分泌暨不孕症科主任，再升任生殖醫學中心主任，他提升了試管嬰兒室的培養能力及品管，包括：單一精蟲植入術、冷凍胚胎植入術、囊胚期胚胎著床成功率等。民國 90 年，三軍總醫院喬遷至內湖，他重新設計培育試管嬰兒的環境及細節，提升了試管嬰兒胚胎的著床率，後來生殖醫學中心通過 ISO 9001 認證。近年來，又對胚胎植入前的基因診斷有所突破。

試管嬰兒培育機構評鑑　九次都通過

這些年來，三總婦產部生殖內分泌不孕症科的科主任，繼武國璋之後是柯秋松、陳啟煌、張芳維、朱伯威。自民國 84 年開始，衛生署對所有試管嬰兒培育機構進行評鑑，每三年一次，至今已評鑑九次，三總每次都通過。

武國璋印象深刻的一件事，是人工生殖法實施前，有一次空軍飛機失事，飛官當場去世，三總應家屬要求，派醫師趕到太平間為飛官取精，想讓他的妻子懷孕留後，不過後來沒有成功。

接著談三總「生殖內分泌暨不孕症科」近年的發展，該科現任主任朱伯威醫師是國防醫學院醫學科學研究所博士，擁有國健署核定的人工生殖技術（含試管嬰兒）施術醫師證照。

朱伯威表示，從世界第一例試管嬰兒誕生到現在，42 來，人工生殖技術有很大的進步，三總也跟著時代腳步與時俱進，最初採用傳統體外受精的方式，打針、用藥、取卵、混合精液，進行體外受精；形成胚胎後，把胚胎植入母體。大約 25 年前，出現第二代試管嬰兒，只要一隻精蟲去搭配一顆卵子，進行顯微注射，達成受精的目標，大大改善試管嬰兒

的受精率及胚胎產生率。

每年培育三百例試管嬰兒　且逐年增加

十幾年前，出現第三代試管嬰兒，它是一種胚胎切片的技術，稱為PGS 或 PGT-A，即於培養胚胎至囊胚期時進行分析，並把胚胎冷凍起來，大概七到十個工作天，便可分析出哪些胚胎染色體正常、哪些異常，由此選出染色體最好的胚胎植入子宮，使懷孕率高達七成五以上，甚至到八成。

在新技術下，每次只要植入母體兩至四個胚胎，以避免多胞胎的風險，期間，用藥次數、劑量都少，病人一星期回診一次就夠了，療程接近病患需求，也比較友善。

再者是冷凍技術的進步，新的技術稱為「玻璃化冷凍」，可讓胚胎或卵子冷凍保存及解凍，第一次只植入部份胚胎，待順利懷孕生產後，如想生第二或第三胎時，只要使用當年儲存下來的胚胎即可，不需要重覆進入療程，所以很多頭胎試管嬰兒的雙親，又在三總使用幾年前儲存的胚胎懷孕產下第二胎。

朱伯威表示，三總是通過評鑑的醫學中心，婦產科內各「次專科」的搭配良好，例如擁有微創手術團隊、達文西手術團隊、高危險妊娠團隊、新生兒照顧團隊，還有生殖中心、加護中心、產房、高層次超音波影像中心，全部都在三總五樓同一個空間，所有需要的服務都在一起。我國試嬰兒發展 35 年，三總每年大概會做三百例試管嬰兒，且逐年增加。

5-3　臺大醫院

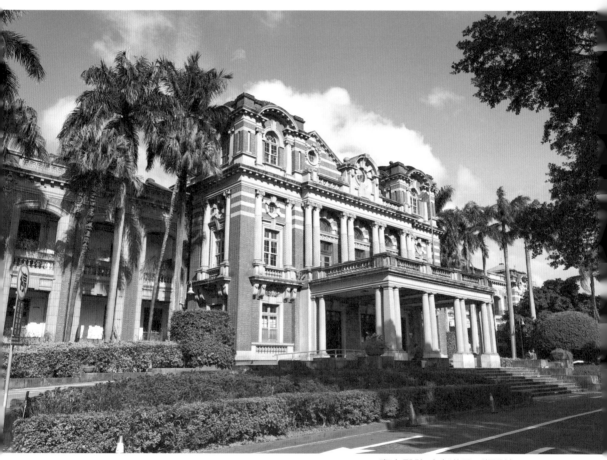

臺大醫院（李漢昌／攝影）

　　臺大醫院是國內的醫療龍頭，民國76年產下該院第一例試
管嬰兒，其「試管嬰兒」的發展成就，尤其是學術成就，是許多
醫學中心的楷模。

臺大醫院婦產部主任陳思原指出，臺大醫院婦產部有許多國內的創舉，例如，民國 37 年即於國內首先成立「不孕症及內分泌特別門診」，民國 41 年於國內首先應用人工授精治療不孕症病人；民國 57 年成立國內第一所生殖內分泌研究室。

致力學術研究及臨床應用　成績非凡

臺大醫院於民國 74 年成立婦產部生殖醫學中心，民國 76 年，李鎡堯教授領導的不孕症小組產下臺大醫院第一例試管嬰兒。民國 78 年，楊友仕、連義隆、劉志鴻、何弘能等醫師再接再厲，產下國內第一例冷凍胚胎嬰兒。民國 91 年，經由楊友仕、陳思原、連義隆、何弘能、陳信孚、趙光漢、吳明義、陳欽德、楊政憲、陳美州等醫師的努力，成功誕生國內第一例冷凍卵子培育的試管嬰兒。

民國 97 年，臺大醫院生殖醫學中心自「東址院區」搬遷到「兒醫大樓」，重新安排診療、檢查空間，提供新購的儀器設備及高品質的胚胎培養室，讓臨床懷孕率恆定於國際水準之上，使赴醫接受培育試管嬰兒的人數迭創新高。

臺大醫院生殖醫學中心以治療婦女生殖內分泌疾病、不孕症為主，不斷研發新知與創新技術，整合婦產科、泌尿科、復健科、基因醫學部，以高品質的臨床治療，造福國內外的患者。

臺大生殖醫學中心的醫師均有專長，共同致力於學術研究及臨床應用，成績非凡，包括冷凍胚胎、冷凍卵子、著床前遺傳疾病診斷、胚胎幹細胞、生殖科技及排卵控制、胚胎著床及早期懷孕免疫、多囊性卵巢症候群、卵巢過度刺激症、子宮內膜異位症、生殖相關手術等，研究成果都發表於知名國際生殖醫學雜誌，如《Human Reproduction》（人類生殖）、《Fertility and Sterility》（生育與絕育）、《Reproductive

Biomedicine Online》（生殖生物醫學在線）等。

　　臺大醫院生殖醫學中心對人工授精、體外受精、精子顯微注射、雷射協助孵化、囊胚期培養、精子、卵子及胚胎冷凍、著床前遺傳疾病診斷、子宮鏡、腹腔鏡等，都能提供高品質服務；該中心也積極教導學生與住院醫師有關生殖內分泌、人工生殖科技基礎與臨床知識，並訓練來自世界各國的學生。

多項成就　造福不孕夫婦

　　陳思原主任例舉臺大醫院婦產部生殖醫學中心的成就，如下：

1. **國內第一次採「冷凍卵子」技術「做人」成功**：民國 91 年，一位三十多歲的婦人，在臺大醫院順利生下龍鳳胎，是國內第一例、亞洲第二例以冷凍卵子技術懷孕成功的生產者。另有一位 25 歲罹患血癌前期的婦女，民國 96 年在化學治療前冷凍了 35 個卵子，血癌經過化學治療及造血幹細胞移植後痊癒，於 32 歲解凍卵子，成功生下健康寶寶。

2. **存精最久的成功受孕**：民國 82 年，一名男子因患淋巴癌，於化療前預先冷凍精子，至 13 年後的民國 94 年，回到臺大醫院成功將精子解凍，以人工受孕方式，讓妻子受孕。

3. **世界首例以「電激取精」技術讓一對都是脊髓損傷患者的夫婦懷孕生產**：這對夫婦都是脊髓損傷患者，使用輪椅代步，兩人的下半身完全沒有知覺，夫妻倆想要生小孩，但簡直不可能。民國 92 年，丈夫到臺大醫院接受電激取精手術，由醫師把電擊棒從他的肛門放進直腸，通電之後，刺激儲精囊和攝護腺，誘導射精。醫師將精子冷凍儲存起來，過了三個月，再從顯微鏡下將精子注射進入他妻子的卵子，民國 93 年，自然產下試管嬰兒，創下世界

首例。

4. **採用精蟲洗滌術，協助丈夫感染愛滋、太太健康的夫妻懷孕產子，母子均未感染愛滋病：** 民國 94 年初，一位愛滋男性病患偕妻子到臺大婦產部就醫，探詢生育的可能，經檢查發現，感染愛滋的先生精蟲數非常少，符合進行「試管嬰兒」的條件，臺大醫院院長、婦產部教授何弘能向衛生署提出為愛滋帶原者進行精蟲洗滌術的專案申請後，醫療團隊整合精子洗滌與試管嬰兒技術，以特殊藥水與離心技術洗掉丈夫精子的愛滋病毒，再取出妻子體內的卵子，於體外將精卵結合成為胚胎後，植入妻子子宮，妻子於民國 95 年產子，追蹤一年，母子均未感染愛滋病毒。

5 **成功製造亞洲第一名「救命寶寶」（rescue baby）：** 民國 97 年，一對夫婦不忍罹患致命「地中海貧血」的兩歲愛子，每天挨針近十小時輸血及注射排鐵藥劑，夫婦想生一個健康小孩，同時也想救治罹病的愛子，臺大醫療團隊以試管嬰兒技術為他們培養多個胚胎，運用胚胎著床前基因診斷技術協助，挑選出健康的胚胎植入妻子的子宮。民國 97 年，產下健康女嬰，再以她的臍帶血來救治她的哥哥成功。

6. **胚胎切片檢查，防懷遺傳病兒：** 運用囊胚期胚胎切片及染色體晶片檢查技術，選擇正常染色體胚胎植入母體，可以降低流產、多胞胎、遺傳病胎兒的機率，以及避免減胎。例如民國 98 年來自新加坡已育有兩名先天性失聰孩子的媽媽，為了不讓第三胎也罹患遺傳性疾病，到臺大求診。另外，民國 100 年一對結婚七年，懷孕三次都流產的夫婦，診斷原因是先生的染色體異常，會增加流產機會；醫師對兩位求診個案進行囊胚期胚胎切片及基因或染色體晶片檢查過濾後，讓她們成功懷孕並產下健康的試管寶寶，

為首先在國際上達成「囊胚切片基因診斷」合併「玻璃化冷凍」
成功懷孕的例子。

根據臺大醫院婦產部生殖醫學中心提出的「國家品質標章醫療院所
類醫院特色專科組申請計畫書」指出，臺大醫院其他有關試管嬰兒方面
的重要成就如下：

①民國 76 年，首先引進「促性腺激素釋放激素激動劑」（GnRHa）
　於試管嬰兒的培育，有利於卵巢刺激的控制。
②民國 77 年，臺大首例禮物嬰兒誕生。
③民國 78 年，臺大首例輸卵管胚胎植入法嬰兒誕生。
④民國 79 年，臺大首例卵子捐贈嬰兒誕生。
⑤民國 84 年，臺大首例卵細胞內單一精蟲顯微注射（ICSI）之嬰
　兒誕生。
⑥民國 85 年，國內首例精細胞（spermatid）顯微注射達成受精。
⑦民國 85 年，臺大首例不成熟卵子體外成熟之試管嬰兒誕生。

八項試管嬰兒論文　刊載國際學術期刊

臺大生殖醫學中心有許多特色與創新，相關論文刊載於國際知名學
術期刊，其中八項與試管嬰兒有關，如下：

1. 冷凍卵子之研究及臨床應用：民國 90 年（2001 年）於國際首
　次提出冷凍卵子於解凍後，紡錘體需三小時回復，再進行受精，
　提高受精及懷孕成績。其中，卵子紡錘體於冷凍解凍後與培養時
　間關係之螢光照片被選為當期的《Human Reproduction, 2001》
　（人類生殖, 2001）封面。卵子冷凍成功懷孕原創論文亦發表於

《Human Reproduction, 2005》（人類生殖，2005），廣經國際學者引用。

民國 94 年（2005 年），國際上有關卵子冷凍技術著名學者、義大利波隆那（Bologna）大學的 Porcu 教授，閱讀臺大醫院的論文後，邀請陳思原醫師於他主辦的第一屆國際卵子冷凍研討會進行專題演講。民國 96 年（2007 年），美國 Liebermann 及 Tucker 教授主編《人工生殖科技玻璃化冷凍專書》（Vitrification in Assisted Reproductive Technology），關於卵子玻璃化冷凍章節由臺大團隊負責。

2. 著床前遺傳疾病診斷技術：國際上首次使用全基因放大術做胚胎基因及 HLA 檢查後選擇配對的胚胎植入，成功懷孕順產女嬰；其臍帶血幹細胞移植，成功救治罹病的哥哥。研究論文發表於民國 97 年（2008 年）的《Reproductive BioMedicine Online》（生殖生物醫學在線）；另一利用這項技術，避免小孩罹患遺傳性聽力障礙，被民國 99 年（2010 年）《Audiology and Neurotology》（聽力學和神經病學）選為封面報導。有關囊胚切片基因診斷成功懷孕治療成果論文，民國 102 年發表於《Human Reproduction, 2013》（人類生殖，2013）。（以上，見前述臺大醫院婦產部生殖醫學中心有關「試管嬰兒」的成就之五、六。）

3. 人類胚胎幹細胞研究，於國際首次報告分化為卵泡的構造，民國 96 年在《Human Reproduction, 2007》（人類生殖，2007）刊登，並被選為封面報導，有助於生殖細胞分化的研究。

4. 生殖科技及排卵控制，執行跨國臨床藥物研究「長效型 FSH」，民國 98 年（2009 年）歐盟首度來臺做臨床藥物試驗審核，肯定臺大團隊成果。另外，使用短療程排卵控制，減少病人打針之痛

苦，民國 97 年發表於《Reproductive Bio Medicine Online, 2008》
（生殖生物醫學在線，2008）。

5. 民國 99 年（2010 年）國際上首次完整解開卵巢過度刺激症的生
理病理訊息機轉，有助於預防及治療。多篇論文發表於國際一流
雜誌《The Journal of Clinical Endocrinology and Metabolism》（臨
床內分泌與代謝雜誌）、《Human Reproduction》（人類生殖）、
《Fertility and Sterility》（生育與絕育）。

6. 探討胚胎著床機轉與早期懷孕內分泌及免疫變化，有助於臨床提
高懷孕率，多篇論文發表於著名雜誌《Endocrinology, 2008; 2010》
（內分泌，2008；2010）及《Journal of Clinical Endocrinology and
metabolism》（臨床內分泌與代謝雜誌）、《Human Reproduction》（人
類生殖）。

7. 創新精子顯微注射技巧，切割精子尾巴末端，避免傷到精子中
心體，民國 85 年發表於《Human Reproduction, 1996》（人類生
殖, 1996）；脊髓損傷病人通常伴隨著無法射精、精子活動力差、
不孕症的問題，針對這些病人設計治療之流程，應用電激取精、
手術取精、冷凍精子、人工授精、ICSI、精子以 pentoxifylline 處
理、精子捐獻等方法，成功的幫助這些夫婦，民國 92 年發表於
《Archives of Physical Medicine and Rehabilitation, 2003》（物理
醫學和康復檔案雜誌，2003）。

8. 創新的生殖相關子宮鏡手術，發表於著名生殖醫學雜誌《Fertility
and Sterility》（生育與絕育）、《Reproductive BioMedicine Online》（生
殖生物醫學在線）等。

5-4 中山醫院

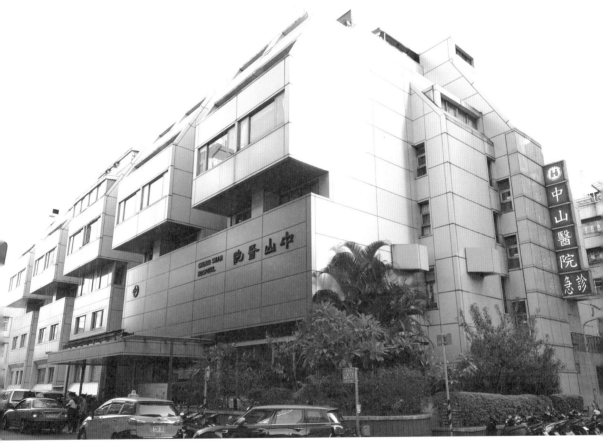

中山醫院（李漢昌／攝影）

　　中山醫院位於臺北市大安區，創建時曾獲最佳醫院設計獎，是一所綜合性地區醫院，因堅守由主治醫師全程照顧的理念，強調保障病人的隱私，而深得演藝圈、達官顯要的喜愛，也是名媛產子的首選。民國 86 年，中山醫院培育試管嬰兒成功。

四大開放醫院之一　以蔣家御醫聞名

　　早在民國 70 年到 80 年代，中山醫院、中華開放醫院、宏恩醫院和中心診所，是臺北市四大開放醫院，醫療品質堪稱一流，直到長庚、國泰、新光、馬偕等大型私立醫學中心新設立或擴建後，大型醫院成為臺北醫療系統的主軸，開放醫院逐漸轉型為地區醫院，目前只有中山醫院還維持原有開放醫院的部分特色。

　　中山醫院以婦產科聞名，其中最出名的莫過於被稱為蔣家「御醫」的董事長陳福民醫師，他最著名的便是服務蔣夫人，及為很多名人接生，例如蔣家的蔣友柏及其愛女、連戰之女及媳婦、富邦蔡家、華隆翁家、台玻林家、力霸王家、新光吳家；還有女藝人張小燕、李亞萍；男藝人賴聲川、彭恰恰、豬哥亮、康弘、李國修、李立群、張菲之妻等，替中山醫院徹底打響「貴族醫院」的名號。

　　陳福民是我國婦產科界的大老，綽號「老爹」，他於民國 51 年畢業於國防醫學院，民國 56 年赴美國求學，是首批出國留學回國行醫的菁英醫師。民國 71 年他卸任中山醫院院長後，擔任中山醫院董事長迄今。民國 100 年，陳福民為了爭取醫療自由市場、提升醫療服務品質，競選過臺北市立委。

84年成立生殖中心　主力來自軍方

　　現任的副院長李世明醫師是婦產科的不孕症專家，他畢業於國防醫學院，民國 79 年赴美國加州大學洛杉磯分校，擔任生殖內分泌及不孕症研究員，民國 81 年學成歸國，至空軍總醫院（三軍總醫院松山分院前身）創立生殖醫學中心。

　　早年，在試管嬰兒技術普及前，有關人工生殖，盛行輸卵管內精卵

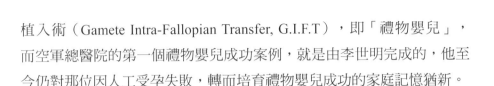

植入術（Gamete Intra-Fallopian Transfer, G.I.F.T），即「禮物嬰兒」，而空軍總醫院的第一個禮物嬰兒成功案例，就是由李世明完成的，他至今仍對那位因人工受孕失敗，轉而培育禮物嬰兒成功的家庭記憶猶新。

中山醫院的生殖醫學中心成立於民國 84 年，創辦人黎惠波醫師是李世明在國防醫學院的學長，曾是空軍總醫院婦產科主任兼生殖醫學中心負責人。民國 74 年，黎惠波透過政府的中非醫療交流計畫，赴南非約翰尼斯堡醫院擔任實習醫師。實習三個月後，升為住院醫師，並在南非取得醫師執照。

帶來經驗　誕生中山醫院首例試管嬰兒

因為這張執照，民國 79 年，當他二度出國留學，赴美國加州大學爾灣醫學中心時，在所有外籍參訪醫師都只能擔任觀察員的情況下，獲准擔任住院醫師。他在發表「禮物嬰兒」技術的先驅李卡多‧赫克托‧艾許博士（Dr. Ricardo Hector Asch）和發明睪丸取精的謝爾曼‧希爾伯博士（Dr. Sherman Silber）等不孕症名醫指導下，學習一年。

黎惠波於民國 80 年回到空軍總醫院任職，民國 82 年發表該院第一個試管嬰兒成功案例。當時在國防部所屬醫院體系中，三軍總醫院首先成功培育出試管嬰兒，空軍總醫院則是第二個。

黎惠波在空軍總醫院任職 16 年，民國 84 年退役後，到中山醫院創立生殖醫學中心。創辦資金約新臺幣三百萬元，用於採購人工生殖的基本醫療器材設備。成立後，很快便在民國 86 年迎來中山醫院第一例試管嬰兒。那時該院生殖醫學中心只有黎惠波一位醫師，和一位來自長庚醫院的魏碧芳技術員。

民國 88 年，陳寶珠醫師加入中山醫院的生殖醫學中心，她現為花蓮慈濟醫院生殖中心負責人。李世明於 89 年由空軍總醫院退伍後，加

入中山醫院，但黎惠波於 109 年初轉至北市松江路孕醫診所服務。

建議鬆綁法令　提高試管嬰兒生育率

現在的中山醫院生殖醫學中心除了李世明，還有民國 100 年加入的陳樹基醫師。陳樹基是臺北榮總培育出國內第一例試管嬰兒的四位主力醫師之一，曾於民國 80 年為國泰綜合醫院創立生殖醫學中心，服務 20 年後退休，再到中山醫院擔任婦產科主任，是不孕症醫療界的名醫。

三位主治醫師平均一個月為 60 到 80 位病人取卵，針對此，黎惠波表示與過去最多一個月 200 例相比，減少了許多，主因是整體生育率下降，例如民國 68 年以前，每年誕生 43 萬名新生兒，民國 99 年後少於 30 萬名，近年來，每年的新生兒數更低於 20 萬名。其實試管嬰兒技術已相當成熟，成功率大幅提升，他認為政府應放寬培育試管嬰兒及代理孕母等相關法令，才能有助於提升日漸下降的生育率，並幫助更多不孕症夫妻。

中山醫院生殖醫學中心曾經過兩次擴建搬遷，第二次於民國 106 年自醫院七樓移至六樓，空間是原本的四倍，且為顧及不孕症患者與其家屬的心情，與同位於六樓的洗腎室分開，隔著一道玻璃門，環境獨立隱密，內有護理室、候診區、門診室、取精室、取卵室、冷凍胚胎室等，一應俱全。從不孕症的諮詢、診療、試管嬰兒的培育，到懷孕成功至 12 週，這段過程所需要的步驟，全都可以在生殖醫學中心內完成。

一條龍式經營　一位主治醫師照顧到底

中山醫院的生殖醫學中心從創立以來，便有「一條龍」經營模式，治療全程都由一位主治醫師照顧，針對患者個人狀況，給予最專業的諮詢與客製化的治療計畫，以減輕患者求診過程的壓力，並提升受孕成功

率。即便是培育試管嬰兒至懷孕 12 週，轉至一般婦產科後，也會由原來的主治醫師照顧到底。過程中所需的手術，如子宮鏡、腹腔鏡等，還有從產檢到接生，一手包辦。即便是超音波檢查，也是由主治醫師執行，避免因不同的人、不同的測量手法導致誤差。

中山醫院也是國內最先引進「胚胎縮時攝影監控培養箱」（Time-Lapse Incubator）技術的院所之一。傳統的胚胎培養箱，必須每天開門取出培養皿，觀察精卵是否成功受精、是否發育為胚胎，以及胚胎成長情形，然後再放回箱內，造成箱內溫度、氣態出現變化，無法嚴格精準；而胚胎縮時攝影監控培養箱的縮時攝影設備，可以每十分鐘拍一張胚胎的照片，再結合 AI 人工智慧分析大數據，不必打開箱門，即可了解胚胎成長情形，給予胚胎穩定的成長環境，並能在早期及時發現胚胎發育異常，優選胚胎，增加胚胎著床成功率。

引進樂得兒產房　流程比醫學中心靈活

另外，中山醫院也是國內引進 LDR「樂得兒」產房的先驅。LDR 指的是待產（Labor）、生產（Delivery）及恢復（Recovery），顧名思義是有這三種功能的三合一病房。LDR 病房的宗旨，就是提供孕婦獨立、舒適又沒有壓力的生產環境，有足夠的空間讓家屬能陪同生產。

此外，中山醫院更著重服務品質，在主治醫師及護士們的悉心照護下，「生產」一事不但不會讓產婦擔心害怕，更讓產婦覺得舒適、被尊重，以及如同在家一般溫馨舒適，目前日本很多舊式的產科診所正風行改裝產房成為家居式，正是 LDR 概念的延伸。

中山醫院是地區服務醫院，醫學規模雖不如大型醫學中心，但服務比醫學中心更靈活，醫師隨時待命，若有需求，甚至可以夜間執行手術。又如核磁共振成像（MRI）或電腦斷層掃描（CT Scan）這類檢測，在

一般大型醫院常需等上一星期才能看到結果，但在中山醫院可以次日就看到結果。除了提供最先進優良的技術和設備，更重視服務品質，及病人的心理感受，這是中山醫院在早期建立時，即澈底執行的觀念。

兩百多位醫師　多達31科治療

多年來，中山醫院採取開放式醫療及指定醫師制度，將醫院當成平台，提供空間及專業設備等資源，開放醫師兼職，也積極招募各界醫師共襄盛舉。包括許多知名大醫院的科主任、教授級醫師紛紛成為病患指定，到中山醫院兼差執行醫療及手術的對象。現在，中山醫院有兩百多位各領域的醫師執行醫療，服務項目多達 31 科，堪稱我國醫療史上獨特而能屹立不搖的開放式地區醫院。

（採訪撰稿／呂明瑾）

5-5 臺北醫學大學附設醫院

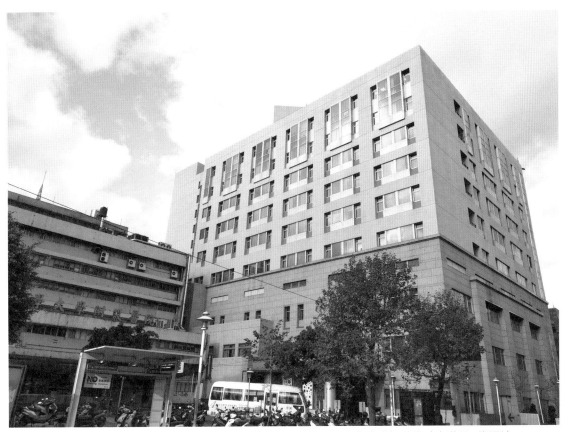

臺北醫學大學附設醫院（李漢昌／攝影）

　　臺北醫學大學附設醫院生殖醫學中心是國內培育試管嬰兒的後起之秀，其努力和用心，來自服務該校 28 年的醫學院前院長曾啟瑞的信念，而他信念的來源，或可自全世界第一例試管嬰兒露薏絲・布朗的一段話來詮釋：「試管嬰兒技術不是只賜給人們一個寶寶而已，而是創造了家庭，這個家庭會在你離開之後，讓你的生命不斷地延續下去。」

　　臺北醫學大學附設醫院所屬生殖醫學中心服務品質良好、擁有優秀的醫師與實驗室技術人員，每年有關試管嬰兒的治療週期超過 2,000 例，成功率達 50%，成為我國培育試管嬰兒的後起之秀。

　　近 30 年來，臺北醫學院及改制後的臺北醫學大學醫學系婦產科，及北醫附設醫院的生殖醫學中心，其靈魂人物都是曾啟瑞教授，他是民國 74 年臺北榮總成功培育國內第一例試管嬰兒的四位主力醫師之一。

哈佛碩士曾啟瑞　北醫服務28年

　　曾啟瑞畢業於臺北醫學院醫學系，最初擔任北醫附設醫院的住院醫師。民國 69 年，到美國哈佛大學讀公共衛生研究所，民國 70 年取得哈佛大學婦幼衛生碩士學位。他也在教學醫院「布里根婦女醫院」擔任研究員，同時從事「不孕症及生殖內分泌」研究。

　　民國 72 年曾啟瑞回國，擔任臺北榮總婦產部主治醫師，民國 74 年參與培育國內第一例試管嬰兒成功。他在北榮服務七年後，民國 79 年，經臺北醫學院董事長徐千田博士邀請，回到臺北醫學院及附設醫院服務，民國 80 年，他主導成立北醫附醫的生殖醫學中心。

　　曾啟瑞於民國 83 年起擔任臺北醫學院醫學系婦產學科主任，84 年起擔任北醫附醫生殖醫學中心主任。89 年，臺北醫學院升格為臺北醫學大學，曾啟瑞於 91 年起擔任醫學系主任，93 年起擔任醫學院院長，直到民國 108 年才離開北醫；近 30 年來，臺北醫學院及北醫附醫的生殖醫學中心因曾啟瑞而大展鴻圖。

民國80年　北醫附醫首例試管嬰兒誕生

　　北醫附設醫院有關試管嬰兒的重要成就如下：

①民國 80 年（1991），北醫附醫第一例試管嬰兒培育成功。

②民國 82 年（1993），國內第一例自副睪丸取精成功受孕。此病例是與泌尿科江漢聲主任合作。

③民國 84 年（1995），北醫附醫第一例精子對卵子之顯微注射的寶寶誕生。

④民國 85 年（1996），北醫附醫第一例冷凍胚胎解凍後懷孕成功。

⑤民國 88 年（1999），北醫生殖醫學中心成為國內第一個通過 ISO 9002 Health Mark 的生殖醫學中心。

⑥民國 88 年（1999），北醫附醫獲 1999 年國家生技暨醫療保健品質金獎。

自體粒線體轉殖成功產子　世界首例

⑦民國 90 年（2001），北醫附醫首創自體粒線體轉殖成功懷孕，且生下健康寶寶案例，刊登於國際知名的《Nature News》（自然新聞）。

⑧民國 97 年（2008），北醫附醫將癌症病人冷凍 13 年的精液解凍，培育試管嬰兒，產下雙胞胎，創冷凍精蟲保存最久且能生育的亞洲紀錄。

⑨民國 98 年（2009），北醫附醫成功研發「子宮內膜異位症生化標記檢測方法」，並獲得「國家發明創作獎」金牌。

⑩民國 105 年（2016），北醫附醫榮獲 SNQ 國家品質標章（Symbol of National Quality）認證，107-108 年再度獲得肯定。

北醫生殖醫學研究團隊　獲獎58次

臺北醫學院及升格後的臺北醫學大學生殖醫學研究團隊，自民國 89

至 107 年，共獲獎 58 次，除前述之外，其他重要獲獎紀錄如下：

①民國 90 年，歐洲人類生殖及胚胎年會（ESHRE）最佳壁報獎〈Gene expression profiling of early gestational decidua and villi using a 9,600 human cDNA microarray〉（使用 9,600 個人類 cDNA 微陣列，對早期妊娠蛻膜和絨毛進行基因表達譜分析）。（瑞士、洛桑）

②民國 92 年，歐洲人類生殖及胚胎年會（ESHRE）最佳壁報獎〈Transcriptome Analysis of Blastocyst in Hatching Process by cDNA Microarray〉（cDNA 芯片在孵化過程中囊胚的轉錄組分析）。（西班牙，馬德里）

③民國 93 年，第 60 屆美國生殖年會入選最佳論文《Mitochondria Transfer（MIT）into Oocyte from Autologous Cumulus Granulosa Cells（cGCs）》〔從自體顆粒細胞（cGCs）粒線體轉移進入卵母細胞〕。（美國，費城）

④民國 96 年，歐洲人類生殖及胚胎年會〈ESHRE〉最佳壁報獎〈Enhancement of Embryo Implantation by LPA through RGS2 Signaling Pathway〉（RGS2 訊息通過 LPA 可增加胚胎著床的研究）。（法國、里昂）

貢獻良多　曾啟瑞獲終身成就獎

⑤民國 99 年，美國生殖醫學會 ASRM Star Award（ASRM 之星獎）。（美國，史丹佛）

⑥民國 101 年，曾啟瑞獲全球華人生殖醫學會（GCARM）終身成就獎。（美國，聖地牙哥）

⑦民國 102 年，美國生殖醫學會（ASRM）2013 年會優秀壁報論文獎（In vivo immature testicular tissue engineering for male fertility preservation - a transgenic mouse model）。（美國，波士頓）

⑧民國 102 年，亞洲粒線體研究及醫學會（ASMRM）2013 年會優秀壁報論文獎（Decreased malondialdehyde and increased mtDNA copy number in human Granulosa cells correlate with higher quality embryos）。（韓國，首爾）

⑨民國 102 年，泛太平洋生殖醫學會（PRSFS）優秀壁報論文獎（Low oxygen tension increase expression of oxygen and antioxidant related genes in mouse blastocyst cultured in vitro）。（日本，神戶）

⑩民國 104 年，美國生殖醫學會年會（ASRM）二等獎海報獎（Ovarian transplantation with scaffolds for drug delivery：an in vivo transgenic mouse model.）。（美國，巴爾的摩）

⑪團隊研究成果獲得國際肯定，三次刊登國際醫學期刊封面，分別是：《Molecular Human Reproduction》（分子人類生殖）期刊的〈早期絨毛基因表現圖譜〉、《Fertility and Sterility》（生育與絕育）期刊的〈一氧化氮對胚胎發育的影響〉、《Human Reproduction》（人類生殖）期刊的〈胚胎孵化基因表現圖譜〉。

與國外大學合作研究　精益求精

在曾啟瑞的領導下，北醫附醫生殖醫學中心也與國外一些大學醫學院合作研究，包括：

①與加拿大渥太華大學進行「PCOS 中的 Chemerin 表達和異質性以及粒線體功能」研究（Chemerin expression and heterogeniety, and mitochondrial functions in PCOS）。

②與比利時布魯塞爾自由大學進行「CC 測試預測卵母細胞質量研究」（CC-test for oocyte quality prediction）。

③與印尼的印尼大學進行三項研究，分別是：

　　a.生物標誌物檢測小組在子宮內膜異位症的早期發現中的作用（Role of biomarkers panel for early detection of endometriosis）。

　　b.經血子宮內膜組織中神經纖維的檢測（Nerve fiber detection in endometrial tissue in menstrual blood）。

　　c.微型腹腔鏡在超聲檢查陰性子宮內膜異位症中的作用」（Role of mini laparoscopy for detection of ultrasound negative endometriosis）。

向政府申請研究經費　每年千萬元

　　另外，北醫生殖醫學中心團隊每年向中研院、科技部、國衛院都申請經費進行研究，每年經費平均約一千萬元，例如，民國 104 年為 1015 萬元；105 年為 970 萬元；106 至 107 年為 1335 萬元。其中，「臺灣人體生物資料庫子宮內膜異位症之生物標誌研發」是中研院主導的五年計畫。

　　北醫附醫在國際參與及學術表現上，也有許多表現，比較重要的有：

①民國 104 年，曾啟瑞代表北醫赴丹麥哥本哈根，出席世界人工試管研討會（ISIVF），於大會發表演講。

②民國 106 年，曾啟瑞代表北醫赴美國康乃爾醫學大學、約翰・霍普金斯醫學大學、哈佛大學之布里根婦女醫院婦產部發表演說。

③民國 106 年，曾啟瑞代表赴土耳其安塔利亞，於世界人工試管研討會（ISIVF）發表演講。

④ 民國 106 年，曾啟瑞代表北醫赴美國聖安東尼奧，出席美國生殖醫學會（ASRM）年會並演講。

每年舉辦國際醫學會議　締結國際合作

北醫附醫生殖醫學中心每年都舉辦重要的國際醫學會議，成功提升國際知名度，又推動團隊成員進入國際社會，並締結國際合作，分別是：

① 民國 102 年 3 月 8 至 10 日，在臺北市主辦「國際卵巢學術會議」（The International Ovarian Conference 2013）。

② 民國 103 年 11 月 14 至 15 日，舉辦第 11 屆「亞洲粒線體醫學暨研究學會」（ASMRM）國際研討會。

③ 民國 104 年 2 月 7 至 8 日，於臺北醫學大學舉辦「2015 婦女生殖與健康國際會議」（2015 International Conference on Women's Reproduction and Health）。

④ 民國 105 年 12 月 18 日，於國際會議中心舉辦「臺灣子宮內膜異位症學會國際研討會」。

⑤ 民國 106 年 7 月 30 日，於 W 酒店舉辦「臺灣子宮內膜異位症學會國際研討會」。

⑥ 民國 107 年 4 月 12 至 15 日，於臺北國際會議中心舉辦「亞太生殖醫學會（Aspire）第八屆會議」，來自 37 個國家 1,500 位專家學者與會。

發展生殖醫學30年　未來朝四個方向努力

北醫附醫生殖醫學中心經近 30 年的發展，在全國 86 家人工生殖

機構中，治療週期數佔全國總量 11％，培育試管嬰兒（IVF）的懷孕率於 108 年 1 至 5 月已達 49.6％，比全國平均率 42.5％高出甚多。人工受孕（AIH）懷孕率，107 年達到 27.6％，也比全國平均率 10-15％高出甚多。

在加強研究方面，未來北醫附醫生殖醫學中心希望朝以下四個方向努力：

①突破自體睪丸精原細胞及卵巢組織移植的瓶頸。

②開發全世界第一片子宮內膜異位症診斷晶片。

③確認胚胎著床因子並研發多功能培養液。

④利用胚胎切片及篩選診斷，以達優生目的及提高受孕率。

5-6 馬偕紀念醫院

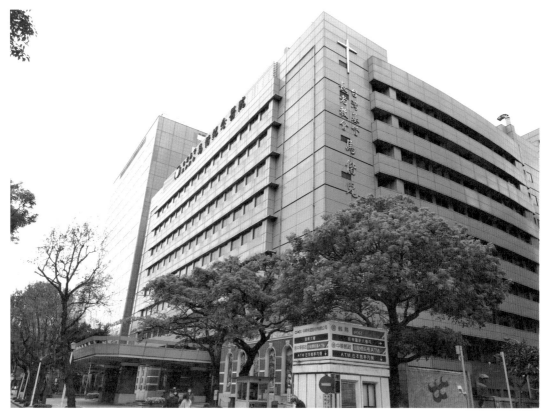

馬偕紀念醫院（李漢昌／攝影）

　　馬偕紀念醫院是教會醫院，對於醫療極具宗教愛心，由於產婦懷了雙胞胎或多胞胎，多會使身體負擔太重，造成胎兒早產、體重過輕，而面臨生命危險或留下許多問題，所以馬偕醫院的生殖醫學中心近年來在培育試管嬰兒時，儘量避免出現雙胞胎或多胞胎，並已形成馬偕的特色。

　　馬偕醫院生殖醫學中心成立於民國 75 年，三十多年來為服務不孕症患者，不斷引進最新的技術及設備，持續加強人員訓練，同時也是衛福部委託的人工生殖科技訓練中心。現有五位不孕症專科醫師、四位諮詢員及五位技術員，以最專業的試管嬰兒技術，幫助不孕患者成為孩子的父母，獲得家庭幸福。

派醫師出國　學習培育試管嬰兒

　　民國七〇年代全球興起「試管嬰兒」熱潮時，馬偕醫院派了兩位醫師到美國進修，並在民國 75 年成功培育出一名「禮物嬰兒」，此後馬偕醫院對培育試管嬰兒穩定發展。

　　民國 65 至 81 年，馬偕醫院院長是吳再成醫師。這段時期，奉派前往美國進修生殖內分泌的是婦產部主治醫師潘世斌和李國光。

　　潘世斌於民國 66 年畢業於臺北醫學院醫學系，之後在馬偕醫院婦產部擔任住院醫師，民國 71 至 78 年擔任不孕症科主治醫師，並於民國 73 年赴美國耶魯大學附設醫院進修，成為生殖內分泌研究員，師從耶魯大學婦產科學教授阿倫‧迪徹尼（Alan H. DeCherney）博士，此人為美國東北部試管嬰兒之父，也是美國生殖醫學會會長和美國《生育學期刊》的主編。潘世斌於民國 74 年返回馬偕，繼續擔任不孕科主治醫師。

　　李國光醫師於民國 67 年畢業於高雄醫學院醫學系，後任馬偕婦產部主治醫師，民國 78 年，赴美國加州大學爾灣分校長堤醫學中心，擔任生殖內分泌和不孕症研究員，師從該中心生殖學和不孕症科主任比爾‧伊（Bill. Yee），及同校加登格羅夫（Garden Grove）醫學中心主任里卡多‧阿施（Ricardo Asch），此人即是「禮物嬰兒」（GIFT）技術（配子輸卵管植入術）的開創人。

設備雖然克難　仍培育出禮物嬰兒

留美期間，李國光觀察到美國大醫院發展及培育試管嬰兒的經費、人力都很充分，一個試管嬰兒小組有七、八個成員；而且小組不斷進行動物實驗，吸取經驗、尋找治療不孕症或培育試管嬰兒胚胎的方法，以及主攻冷凍胚胎技術，發展使用於人類。

李國光指出，民國 75 年，馬偕醫院婦產部發展「試管嬰兒」時，這項醫學才剛起步，所以相關設備很克難，只有胚胎培養箱、觀察胚胎的解剖顯微鏡、檢查精蟲的顯微鏡以及離心機，當時也還沒有無菌室及空氣過濾設備，總經費為新臺幣兩、三百萬元。

同年，一對不孕的公務員夫婦到馬偕求診，經採用國外發展成功的「禮物嬰兒」技術治療，將妻子的卵子取出，使用腹腔鏡導引，將精、卵都放入婦人的輸卵管，使卵子在輸卵管內受精後形成胚胎，隨後胚胎進入子宮，著床成功產子，是為成功的「禮物嬰兒」。民國 108 年時，這個孩子 33 歲，已經結婚了。

李國光扛重擔　馬偕試管嬰兒穩定發展

民國 79 年，李國光留美學成返回馬偕，扛下試管嬰兒發展重擔，當時馬偕只有他和一位技術員負責試管嬰兒工作，由他負責臨床治療，包括注射排卵針、取卵、植入胚胎等；技術員負責實驗室工作，如胚胎培養等。

李國光也進行動物實驗，他舉出兩個例子：一是取出老鼠的卵巢，經冷凍後，浸泡於可讓血管增生的生長激素中，提高卵巢組織的存活率，再植回老鼠體內；二是研究老鼠和人類精漿中的蛋白質，尋找造成精蟲功能不良的原因，以及哪些蛋白質有利於提高卵子的受精率等。不過，

這些尚未使用於人體臨床實驗。

他自民國 86 年至 94 年 6 月擔任馬偕醫院不孕症科主任，民國 89 年至 91 年擔任台灣生殖醫學會理事長，民國 91 至 95 年擔任馬偕醫院婦產部主任，也擔任臺北醫學院臨床副教授。他的專長包括生殖內分泌、協助性人工生殖技術、不孕症、胚胎學、冷凍胚胎技術。

精益求精　引進胚胎縮時攝影培養箱

李國光說，33 年來，馬偕醫院的不孕症治療和試管嬰兒培育有長足的進步，如今有五位醫師和五位技術人員。早期人工生殖醫療並沒有人類專用的胚胎培養液，所使用的培養液本來是用於動物實驗的，由院方購買培養基，以純水沖泡，品質和酸鹼度都不穩定，所以培育試管嬰兒的成功率不高；不過，那個年代，世界各國在這方面的成功率都不高；後來國外生產適合人類胚胎使用的培養液，品質安全穩定，又增加了人類胚胎需要的營養成分，所以試管嬰兒的成功率提高了。

李國光說，如今，馬偕醫院培育試管嬰兒設備齊全，包括去年進口的「胚胎縮時攝影監控培養箱」。過去使用傳統培養箱時，每天須將胚胎取出觀察，以判別優劣，但取出的過程會使胚胎受到外在環境影響，且只能看到外觀，取得資料有限；但「胚胎縮時攝影監控培養箱」內建攝影機，紀錄胚胎生長的過程，不必開箱即可全天 24 小時觀察，得知胚胎是否正常分裂、生長速度如何、細胞數目是否正常、有無碎片等，有助於提高胚胎優選率與著床成功率。

基因切片診斷　防止家族遺傳病

近年來，生殖醫學又發展出「胚胎著床前基因切片診斷及篩檢」，這項技術結合試管嬰兒培育、顯微注射、胚胎切片與細胞遺傳學，可讓

基因異常的高危險群夫婦的試管嬰兒胚胎，經由觀察篩選，避免產下患有基因遺傳疾病的孩子。過去，具有基因遺傳疾病的家族，在孕育下一代時，須等到懷孕後再以絨毛採樣或羊膜穿刺進行基因檢測，才能得知胚胎是否帶有遺傳疾病，如果發現胎兒患有遺傳疾病，則中止妊娠，這樣的程序讓孕婦經歷漫長的煎熬。

如今培育試管嬰兒，採用「胚胎著床前基因切片診斷及篩檢」技術，可提早於胚胎著床前，先經由基因診斷篩檢，選擇基因正常的胚胎植入母體，避免產下帶有遺傳疾病的胎兒。

此外，冷凍技術進步，可將試管嬰兒胚胎擇一植入母體後，將剩下的胚胎冷凍保存，如果這次著床失敗，或是成功產子後還想生第二胎，都可取出冷凍備用的胚胎，解凍後植入母體，而不必重新打排卵針、實施麻醉手術、取出精卵、培養新胚胎等，減少麻煩和負擔。

避免合併症　減少多胞胎

李國光分析，試管嬰兒的成功率越來越高，目前培育試管嬰兒的目標已不是提高懷孕率而已，還要進一步追求懷孕和生產的品質，致力減少試管嬰兒的合併症，其中包括多胞胎妊娠造成的早產兒，原因是三胞胎以上新生兒的預後往往令人擔憂，縱使懷雙胞胎也是不應輕忽的課題。首先是懷有多胞胎的孕婦，會合併妊娠毒血症、妊娠糖尿病，早產的比率較高，並可能因此提前住院安胎，甚至有生命危險，而早產往往造成新生兒死亡或其他併發症。

根據美國的統計，2006年出生的雙胞胎中，有60％早產，或體重低於2500公克；所有雙胞胎中，有10％在懷孕32週即出生，體重小於1500公克，屬於低體重早產兒，因此發生嚴重合併症的比率非常高，需要長期的後續治療。雙胞胎早產的比率為單胞胎的六倍之多。

　　李國光說，早產兒常見的合併症包括：呼吸窘迫、心血管問題、感染、敗血症、視網膜病變、腦部病變、長期的神經學後遺症，例如腦性麻痺；還有視力和聽力障礙、學習障礙等，對整個社會及早產兒家庭來說，在經濟、生理或心靈各方面都是沉重負擔。

防止多胞胎　馬偕很堅持

　　李國光醫師表示，成功培育試管嬰兒固然是「化不可能為可能」，但是根據美國統計，2006 年，全美的多胞胎新生兒有 18％是試管嬰兒，有些開發國家，甚至有 30％至 50％的多胞胎是試管嬰兒；另自試管嬰兒方面來看，有 48％的新生兒是以多胞胎產下，幾乎佔了一半。

　　試管嬰兒造成的雙胞胎中，有 25％需要住進新生兒加護病房，其中有 8％是體重不到 1,000 公克的「巴掌仙子」，平均住在新生兒加護病房 42 天，這段時間，寶寶身體受苦，在病房外的父母也受盡煎熬，這些體重過低的孩子，又有 1/3 是救不回來的，花了這麼多時間、金錢，又身心折磨，換來的只有傷心和遺憾。即使把他們從鬼門關拉回來，日後很多還要面對終身的後遺症，李國光說：「這絕不是努力培育試管嬰兒的父母樂見的結果。」

　　所以，北歐各國於多年前就對培育試管嬰兒停止推動雙胚胎植入，李國光在馬偕也對欲培育試管嬰兒的不孕夫婦說明懷雙胞胎及多胞胎的壞處，全力向年輕的女性宣導每次只植入母體一個胚胎，即使成功率只有 50％，寧可一次不成功受孕，下次再解凍植入另一個胚胎，不要一次植入兩個胚胎，儘量防止生下雙胞胎乃至多胞胎。

提升試管單胞胎比率　109年希達九成

　　李國光說：「不過，對年齡較大的婦女，因受孕率不高，仍應考慮

同時植入兩、三個胚胎，免得一再失敗。」

　　在此政策下，馬偕以冷凍胚胎解凍後培育的活產單胞胎試管嬰兒，106 年度達到 80.1％，與新鮮胚胎發育成的活產單胞胎比率 80.1％相同。「馬偕這個比率高於全國的比率 74％，也高於美國的 74％，和歐洲的 81％相當，但不如北歐國家的 94％。」李國光說：「馬偕試管嬰兒的單胞胎比率已由民國 106 年的 80％進步到民國 108 年的 85％，希望民國 109 年能達到 90％以上。」

　　33 年來，馬偕醫院的不孕症科主任歷經潘世斌、李國光、胡玉銘，現為林明輝醫師，每年成功生產的試管嬰兒達到三百多人。

　　馬偕對整個醫界有關試管嬰兒的培育提出展望如下：

1. 每次只植入一個胚胎，避免產生多胞胎合併症。
2. 提升培育試管嬰兒的技術、環境，以提高懷孕率。
3. 發展精準選擇優良品質胚胎的方法。程序有三：

　　①選擇發育快速的健康囊胚植入。
　　②以「胚胎縮時攝影監控培養箱」觀察胚胎發育，並使用其中的大數據功能分析，選出可活產的胚胎植入。
　　③分析囊胚的液體和培養液中小片斷 DNA，研判是否為染色體正常的胚胎。

5-7 林口長庚紀念醫院

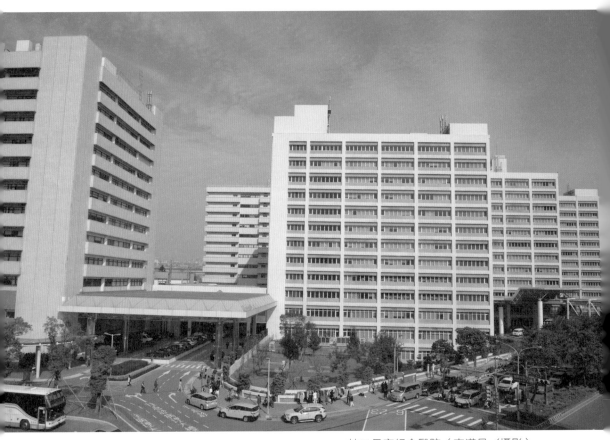

林口長庚紀念醫院（李漢昌／攝影）

　　「南瓜多籽，加之藤蔓連綿，寓有多子多孫、福澤綿長的良意。祝願，在求子的道路上，每個人都是幸福的南瓜。」林口長庚紀念醫院「生殖與遺傳醫學中心」以南瓜為標誌，開宗明義便如此祝願。民國76年，該院首例試管嬰兒誕生。

　　林口長庚醫院婦產科是名譽副院長宋永魁教授於 42 年前成立的，該院「生殖與遺傳醫學中心」的人工生殖技術先進，幫助許多不孕症夫婦得子，成果斐然。其中多項指標性創舉如下：

林口長庚醫院　試管嬰兒成就斐然

① 民國 76 年，試管嬰兒團隊成功培育出林口長庚第一例試管嬰兒。

② 民國 78 年，產下國內首例以「禮物嬰兒」合併試管嬰兒療法培育的四胞胎。

③ 民國 78 年，宋永魁在《臺灣醫學會雜誌》發表國內第一篇經陰道超音波指引取卵的報告；又在《中華醫學會雜誌》發表〈四胞胎減胎成功〉案例。

④ 民國 81 年，誕生國內首例使用細胞層「共同培養法」促進胚胎發育的試管嬰兒。

⑤ 民國 78 年，宋永魁、王美莉醫師合作，讓冷凍胚胎嬰兒誕生。

⑥ 民國 82 年，國內首例結合副睪丸取精、卵透明帶下精蟲注射及共同培養等療法，讓一位無精蟲患者的妻子成功懷孕。

⑦ 民國 87 年，以共同培養法治療重複培育試管嬰兒失敗的患者。

⑧ 民國 89 年，引進囊胚期胚胎植入術，增加單一胚胎的著床率。

⑨ 民國 91 年，黃泓淵主任、陳俊凱醫師及林口生殖醫學中心團隊合作，以「胚胎著床前診斷」，治療母體染色體異常所導致之習慣性流產，協助成功生產，為國內首例，論文於民國 93 年被《臺灣醫學會雜誌》選為封面。

⑩ 民國 94 年，發展胚胎著床前診斷（PGS），針對重複習慣性流產或重複培育試管嬰兒失敗者，採植入前胚胎篩檢，再植入具正常染色體的胚胎，使一位慣性流產六次的婦女懷孕，產下正常胎

兒。

⑪ 民國 98 年陳俊凱醫師及林口長庚生殖醫學中心團隊合作，利用胚胎著床前診斷（PGD），使海洋性貧血帶因者產下健康的雙胞胎嬰兒。

⑫ 民國 102 年，將冷凍卵子解凍後，讓她的主人成功懷孕。

發展生殖內分泌科　成立生殖醫學中心

宋永魁教授畢業於臺大醫學院醫學系，曾在臺大醫院擔任住院總醫師。民國 67 年臺北長庚醫院成立，宋永魁應聘至長庚，設立婦產科並擔任代主任，同年，全球第一例試管嬰兒露薏絲・布朗在英國誕生，舉世矚目。民國 69 年，宋永魁赴英國留學，成為倫敦大學碩士，後來擔任長庚大學婦產科教授。

民國七〇年代，國內各醫學中心興起「試管嬰兒」研究熱潮，宋永魁也在民國 71 年，於林口長庚醫院發展「生殖內分泌科」，成立「羊水細胞遺傳學室」，73 年成立「生殖醫學中心」。

民國 74 年，臺北榮總培育誕生國內第一例試管嬰兒，為國內眾多不孕夫婦帶來希望，宋永魁有心為長庚撐起這片天，遂向院方呈報「MRP 199」研究計畫，申請到新臺幣 200 萬元經費，成立「不孕症研究室」，又引入藥物「人類停經後性腺刺激素」（HMG），設立不孕症特別門診。

強化實力　至澳洲取經

為了強化實力，宋永魁到澳洲墨爾本學習培育試管嬰兒的知識，為期兩週；又到美國參觀紐約康乃爾大學與哥倫比亞大學的試管嬰兒中心，同時探視幾位在美國進修的長庚同事，包括在康乃爾大學研習

試管嬰兒的賴英明醫師、研習羊水染色體遺傳學的張舜智醫師、在哥倫比亞大學進修婦女癌症的賴瓊慧醫師等。

有關研究室的經營，最初長庚並未聘請專業研究人員，宋永魁堅持凡事自己來，為了解如何設立精子銀行及胚胎實驗室，他到國外參觀各醫學中心，認真學習，拍攝不少照片，攜回國內鑽研。等到有了經驗，也就成功了。他回憶當時院方的設備、技術人員都不足，由他自行配製培養液及用於單一精蟲顯微注射（ICSI）的穿刺玻璃針；另外，取卵、胚胎培養室作業都在大開刀房進行。

關於培育受精卵及胚胎的培養液，當時各大醫院都視為業務機密，不肯透露配方及祕訣，宋永魁便儘量搜集資料，按照處方加入病患的血清調配。又擔心國內純水品質不夠完善，特地從美國攜回純水，返國配製。民國 72 年，林口長庚開始有關試管嬰兒的不孕症門診。

民國76年　首例試管嬰兒誕生

民國 74 年，北榮培育出全國第一例試管嬰兒，多數不孕症患者都去北榮求治。當長庚向門診不孕患者勸說培育試管嬰兒時，常被詢問「長庚有無成功的案例？」宋永魁只好據實說明。此外，最初同意在長庚培育試管嬰兒的不孕婦女，年紀都比較大，於注射排卵針後，能取得的卵子不多，且卵子往往不易存活，致最初十幾位培育試管嬰兒者都未成功。

直到民國 76 年，林口長庚試管嬰兒團隊才成功培育出該院第一例試管嬰兒。

民國 78 年，又培育出國內首例的試管四胞胎，這是將「禮物嬰兒」（GIFT）技術合併試管嬰兒（IVF）療法成功的案例。受治婦人原本多年不孕，希望培育試管嬰兒，長庚團隊擔心她不易受孕，先為他們夫婦

以「禮物嬰兒」方法取出一批精、卵，置於培養皿中，再將精、卵直接注入婦人的輸卵管；三天後又將胚胎實驗室培育的三個胚胎植入母體，結果造成四個胚著床成功，形成四胞胎。

由於懷孕四胞胎對母子有很高的安全風險，林口長庚為她安胎至 36 週後進行剖腹產，母子均安。宋永魁指出，這是 30 年前，當時醫界對多胞胎的認知還不很清楚，對於培育出國內首例試管四胞胎誕生，團隊一方面很高興，又對懷孕過程中產婦及胎兒面對危險的過程，以及產後將面對扶養的沉重經濟壓力等感到憂心，所以並未發布新聞。他強調，如果是現在，一發現多胞胎，就會建議減胎，即減掉兩胎，希望安全產下雙胞胎即可。

優秀人才歸隊　生殖中心陣容堅強

民國八〇年代開始，林口長庚醫院生殖醫學中心陸續派醫師出國進修，或有留美博士回國加入團隊，陣容日益堅強，包括民國 80 年，王馨世醫師獲得英國倫敦大學博士學位歸國，加入長庚團隊，他專精生殖生理內分泌學，研究範疇以性激素及其受體對生殖系統的影響為主，曾發表論文一百多篇；又於民國 81 年獲得內分泌醫學會陳芳武教授優秀論文獎；民國 82 年與民國 96 年，兩次獲得李鎡堯教授優秀論文獎，並多次獲得不孕症醫學會的優秀論文獎。

民國 88 年，王馨世出版醫學教科書《女性生殖生理與內分泌學》，專供醫學生、住院醫師、年輕主治醫師研讀，民國 105 年又出版醫學科普書《親愛的荷小姐》，提供正確的荷爾蒙資訊。

民國 85 年，黃泓淵醫師至美國史丹佛大學醫學院附屬婦產科，研習內分泌生殖醫學、胚胎著床機轉。民國 86 年回國，連續三年獲得不孕症醫學會的優秀論文獎，並兩次獲得李鎡堯優秀論文獎。

民國 91 年 7 月至民國 93 年 9 月，張嘉琳醫師赴美國史丹佛大學醫學院附屬婦產科，跟隨薛人望教授和許教授研習內分泌生殖醫學、分子生物學、生物信息學與進化生物學。回國後持續運用所學，專注於基礎科研和指導提攜後進。

張嘉琳延續對所發現的新的胜肽荷爾蒙濾泡卵子深入研究，發現卵子可以分泌荷爾蒙，以維持卵子卵丘細胞複合體的結構發育、分化，抑制顆粒細胞凋亡，對卵子自身成熟及後續胚胎發育的品質影響甚巨，論文於民國 101 年榮獲台灣生殖醫學會李鎡堯獎。

多篇學術論文　刊登國外醫學雜誌

民國 67 年，人類第一例試管嬰兒在英國誕生，至今已 42 年。如何有良好的子宮蛻膜，成為實行輔助生殖醫療上最重要的環節，尤其是胚胎著床率不高，至今仍是不孕症治療最無法突破的瓶頸；而反覆著床失敗，令患者身心崩潰煎熬，更造成臨床醫師無法承受的壓力。

張嘉琳教授於民國 98 年首創「治療周期中，子宮鏡子宮內膜刺激法」，幫助反覆著床失敗的患者成功懷孕，產下健康胎兒，並指導年輕醫師寫成臨床論文〈Site-specific endometrial injury improves implantation and pregnancy in patients with repeated implantation failures〉（特定部位的子宮內膜損傷可改善反復植入失敗的患者的植入和妊娠），民國 100 年發表於《Reprod Biol Endocrinol》（生殖生物內分泌醇雜誌），至今已超過萬人次點閱，被引用 70 次，兩度被「F1000 Prime」推薦閱續，且被教科書《Principles and Practice of Assisted Reproductive Technology》（輔助生殖技術原理與實踐）收錄，引用為參考文獻。

民國 108 年，張嘉琳教授將多囊性卵巢症候群研究論文發表於《Science Report》（科學報告），第三次獲得李鎡堯優秀論文獎。

　　民國 96 年，吳憲銘醫師赴加拿大溫哥華大學，追隨 Peter Leung 研究 GnRH（促性腺激素釋放激素），民國 98 年學成歸國，次年獲得徐千田教授優秀論文獎，並連續多次獲得生殖醫學會優秀論文獎。

結合三技術治療男性不孕症　世界首例

　　由於基礎穩固，陣容堅強，林口長庚的生殖醫學中心大展鴻圖。例如民國 82 年，結合三項技術治療男性不孕症，包括副睪丸取精、卵內單一精蟲顯微注射及冷凍胚胎技術，這是全世界首例。這位男性患者的精子稀少、精子活動力不足，無法穿透卵子的透明帶受精，所以動手術自他的副睪丸取出少數精子，先予冰凍，等到次月適合時間，自他妻子身上取出幾個卵子，以「單一精蟲顯微注射」，各將一隻精蟲注射入一顆卵子的透明帶下，均使發育為胚胎，然後擇一植入子宮，其餘胚胎冷凍保存備用，經數次失敗，最後，重新植入的冷凍胚胎終於著床受孕及生產。

　　宋永魁指出，這些年來，試管嬰兒的培育技術有很大的進步，例如培養胚胎的培養液，後來有新的發展，除了使用自行調配的培養液養育胚胎，並且使用「共同培養法」，把胚胎培養得更理想。「共同培養法」是賴英明醫師在美國康乃爾大學研究時學會的，包括購買綠猿猴細胞回來培養，養到穩定後，和不孕患者的血清混合，置入胚胎。民國 81 年，一對罹患不孕症的夫婦，即是以此法培養的胚胎產下試管嬰兒。此法並於民國 83 年在日本舉行的國際學術會議中發表，獲得好評，收入專科教材。

建議國健局　草擬試管嬰兒施術補助辦法

　　之後，共同培養法又有發展，不再採用綠猿猴細胞，改採人類顆粒

細胞加入培養，不過，後來國外大型生技公司研製的培養液問世，使用效果良好，於是原本由醫院實驗室調配的培養液便被淘汰了。新的培養液中添加了胚胎發育所需的葉酸、維他命、胺基酸、醣等，且依胚胎發育的不同階段，提供不同的成分，提升了培育試管嬰兒的成功率。

另外，自從試管嬰兒技術出現，多胞胎機率大增，宋永魁指出，多胞胎大多會早產，產下體重過輕的新生兒，必須住進加護病房，而加護病房的開銷驚人。又，多數多胞胎有併發症問題，要治療多年。多胞胎也造成父母的經濟壓力，在相關國家造成衝擊，於是先進國家紛紛推動政府補助政策，例如日本規定由政府補助培育試管嬰兒，但限定一次只能植入母體一個胚胎，防止發生多胞胎。宋永魁也建議國民健康局草擬施術補助辦法。

宋永魁後來擔任長庚大學婦產科教授，民國 86 年獲得第四屆「杏林獎」。民國 90 年，他升任林口長庚的副院長，於民國 98 年退休，成為林口長庚的榮譽副院長，但至今仍在看診。

林口長庚婦產部生殖內分泌科現在的主任是吳憲銘副教授，團隊成員包括：宋永魁、王馨世、黃泓淵、張嘉琳、李奇龍等教授；尤星策、黃尚玉等助理教授；金孜璇主治醫師、陳亮萱醫師、徐樂天醫師。

5-8　高雄榮民總醫院

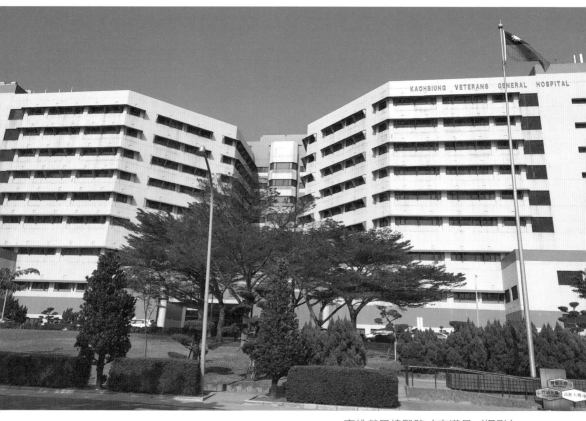

高雄榮民總醫院（李漢昌／攝影）

　　女性在 35 歲以後，因卵子的數量和品質急劇下降，生育力也急降。到了 42 歲以上，即使接受試管嬰兒療程，美國的平均懷孕率只有 7.2%、日本只有 4.6%，但高雄榮民總醫院生殖醫學中心的懷孕率勝過美、日；到了 46 歲以上，成功產下寶寶的比率通常小於 1%，但高榮花了八個月，讓一位 48 歲且具備多重不孕因子的女士，以她的卵子培育胚胎而成功產子，相當不容易。

　　高雄榮總成立於民國 79 年 10 月，當時社會已快速變遷，晚婚、環境汙染及工作壓力，導致不孕的比例逐漸增加，高雄榮總婦產部於是投入不孕症治療及試管嬰兒療程，於民國 90 年完成首例試管嬰兒活產。

96年新建生殖醫學中心　崔冠濠主持

　　為了加強提供不孕夫妻高品質的生殖照護，達成生兒育女的願望，高榮於民國 94 年成立生殖醫學中心，在當時的院長黃榮慶大力支持下，96 年更新建生殖醫學中心，中心主持人是崔冠濠主任。

　　崔冠濠醫師是國防醫學院醫學系學士、國立中山大學生物科學系博士及高層管理人員工商管理碩士；民國 86 至 94 年，他在臺北榮總婦產部擔任生殖內分泌科研究醫師，由培育出全國第一例試管嬰兒的北榮團隊指導，後於民國 94 年升任高雄榮總婦產部生殖內分泌科主治醫師，民國 97 年再升為科主任，也是婦產部生殖醫學中心主持人。

　　崔冠濠積極汲取新知，自費至國外知名生殖醫學中心取經，參考國際頂尖實驗室的設置標準，向院方爭取購置先進儀器設備，還為生殖實驗室設置獨立空調，落塵符合國際高規格標準，在國內亦屬先驅。

　　改建的生殖醫學中心僅有崔冠濠醫師及一位技術員，崔冠濠在門診時，除了開立醫囑，進行醫療決策，還需身兼諮詢員，親自為病人打針衛教；技術員（現職技術長）除了管理儀器耗材、進行精蟲分析檢驗、執行人工生殖技術，還需處理行政業務，人力相當不足。

陣容堅強　四位博士坐鎮

　　後來高榮生殖醫學中心人員陸續擴編，目前有國健署審查合格的三位人工生殖施術醫師、兩位技術員及三位諮詢員，另有新進人員培訓中。發展至今，於民國 105 年成為高雄市試管嬰兒療程數最多的生殖機

構；108 年的試管嬰兒療程數近 800 例，每年活產的試管寶寶約 200 個。

　　陣容方面，崔冠濠、林立德醫師都是國立中山大學生物科學系博士、蔡曉文醫師是國立陽明大學臨床醫學研究所博士；副研究員李佳榮是慈濟大學醫學科學研究所博士、國立成功大學臨床醫學研究所博士後研究員。

　　高榮生殖醫學中心是合格的施術醫師訓練機構，積極網羅優秀住院醫師至該中心受訓。該中心自身也重視培育生殖內分泌次專科人才，鼓勵中心的醫師、胚胎師或諮詢員積極參與國內及國際學術會議，並派遣年輕醫師出國進修，培育優秀次專科人才，以提升照護品質。

　　研究方面，高榮生殖醫學中心與國立陽明大學臨床醫學研究所、中央研究院基因體研究中心、國立成功大學臨床醫學研究所、國立中山大學海洋資源研究所、高雄醫學大學醫學研究所、彰化秀傳醫院病理部、花蓮慈濟醫院醫研部、亞洲大學醫學生物資訊研究所合作研究。

論文獲獎連連　又成立粒線體研究室

　　近年來，為提升生殖相關學術研究品質，該中心於民國 108 年 2 月成立「生殖暨粒線體醫學研究室」，晉用副研究員李佳榮博士，致力於卵丘細胞粒線體研究，期望建構臨床卵丘細胞粒線體功能的生物資料庫。此外，也訂立學術論文發表量指標，並定期檢視。

　　該中心也與亞洲大學醫學生物資訊研究所合作，跨領域結合全球大數據資料庫，了解全球不孕症發表趨勢、影響的環境因子、治療策略及基因差異性，做為治療及改善的依據及參考。

　　研究成果方面，崔冠豪主任於民國 103 年獲得《Taiwanese Journal of Obstetrics and Gynecology》（臺灣婦產科雜誌）「年度優秀論文」、林立德醫師於 104 年獲得中山大學生物科學系神農獎傑出獎、蔡曉文醫

師於 107 年獲得台灣婦產科醫學會李鎡堯教授優秀論文獎第一名；崔冠濠主任於 108 年獲得中華民國不孕症基金會論文獎第二名。

　　此外，106、107、108 年均獲台灣生殖醫學會年會論文首獎，其中，崔冠濠於 106、107 年獲獎，李佳榮於 108 年獲獎。崔冠濠並於 108 年受邀擔任《Frontiers in Endocrinology》（內分泌學前沿）期刊客座編輯。

　　參與醫療品質競賽獲獎方面，高榮生殖醫學中心於民國 106 年 11 月，參加衛生福利部國民健康署醫病共享決策輔助工具開發，以「我有不孕症，想要接受人工生殖技術，我該選擇人工授精或是試管嬰兒療程？」獲「第一名優秀團隊獎」及「創新運用獎」。

　　有關國際醫療服務，民國 104、106 及 107 年，高榮生殖醫學中心團隊前往印尼及越南義診，推廣不孕症相關醫療知識，舉辦不孕症醫療講座，進行「臺灣醫療計畫」；民國 104、105、108 年，北京、泰國及巴布亞紐幾內亞分別有醫療人員到高榮生殖醫學中心進修、參訪及學習國際尖端生殖技術。

48歲自卵活產　難能可貴

　　另外，高榮生殖醫學中心自我要求擔任高齡女子最溫馨安心的優良生殖醫學中心，且長期對高齡卵巢反應不良者投入研究，成果豐碩，共發表九篇文獻於國際期刊並多次獲獎。臨床上，對於高齡婦女採取全人生殖照護，合併多重策略，以提高高齡婦女的試管嬰兒活產率。

　　該中心指出，針對 42 歲以上高齡婦女接受試管嬰兒療程，美國 2015、2016 及 2017 年的懷孕率分別為 7.2％、7.4％及 6.4％，日本 2015 及 2016 年的懷孕率分別為 4.6％及 4.5％。高榮生殖中心於 2015 及 2016 年的懷孕率分別為 7.1％及 6.7％，2017 年更高達 14.3％，優於美日，達世界級水準。

　　一般而言，46 歲以上超高齡女性，即使採用試管嬰兒技術，成功活產的比率小於 1%，即使接受卵子捐贈的懷孕率極佳，許多 46 歲以上婦女仍希望用自己的卵子受孕。近 5 年來，高榮生殖醫學中心有 22 位超高齡婦女成功活產，其中包括一位 48 歲自卵成功活產的女士。

　　這位女士具多重不孕因子，包括右側輸卵管阻塞、卵子庫存量低下、先生精蟲活動力及型態不佳、子宮腔瘜肉等，是難上加難的個案，高榮生殖醫學中運用創新手法、研究結果及團隊合作，一步步解決她面臨的種種問題，經過八個月的努力，終於讓她成功懷孕，並足月活產。

三大創新　走在時代前端

　　根據高榮申請「國家品質標章醫療院所類醫院特色醫療組」的申請書指出，高榮生殖醫學中心除了改建實驗室、擴建門診區、建立研究室、精進晉用人員及儀器設備，還有三大創新和八大特色，如下：

有關三大創新：

① **首創人工生殖醫病共享決策**：經不孕症的評估及檢查後，如醫師建議進行人工生殖，會由醫師初步說明「人工生殖醫病共享決策」的內容，之後由諮詢員細部說明，並協助不孕夫婦完成醫病共享決策。

② **首創人工生殖虛擬實境**：已完成建構取卵及植入之虛擬實境模組，諮詢員以紙本衛教輔以虛擬實境，輔助患者更加了解人工生殖的資訊及風險，降低憂慮，提高受孕率。

③ **探討不孕症的重大突破與研究**：已設立臨床及基礎研究室，致力解決造成不孕的因素，力求解決策略，提高受孕率。並透過三大

研究方向找尋子宮內膜異常及卵子品質不佳的關鍵基因，並應用體內含量最豐的荷爾蒙前驅物質 DHEA（脫氫表雄酮）補充品及黃體期刺激策略，提升受孕率。

八大特色　南臺試管嬰兒重鎮

有關八大特色：

① **強化衛教，使患者改變生活型態，遠離具生殖毒性的物質**：製作「女性十大生殖力殺手」懶人包，列為生殖諮詢必要項目，由諮詢員向每對不孕夫婦說明，鼓勵遠離會造成生殖毒性的物質。

② **療程前補充物之使用，提升試管嬰兒活產率**：對於高齡卵巢庫存量低下的婦女，會請她補充 DHEA（脫氫表雄酮）至少兩個月，再進入試管嬰兒療程，增進其預後。

③ **黃體期刺激療程，提升卵子數目及品質**：對於高齡婦女接受傳統拮抗劑療程後，排卵結果不佳者，改採用黃體期刺激療程，以期增加卵子數目及品質。

④ **精確的排卵刺激，維持優質 FORT**：FORT（Follicular output rate）是基礎濾泡經排卵刺激後成為可用濾泡的比率，已被證實和試管嬰兒的預後息息相關，FORT 愈高，卵子和胚胎數愈多，懷孕率愈高。要有高的 FORT，關鍵在於要有精確的排卵刺激。所以會依據不孕婦女的條件、不孕原因、之前療程的情況，選擇適合的排卵刺激療程，並根據病人年齡、身體質量指數、基礎濾泡數及 AMH（抗穆勒氏管激素）等，選擇適合的排卵針劑量；排卵針劑量會於濾泡追蹤時，依狀況調整，以維持優質 FORT，

提升試管嬰兒療程的懷孕率。

⑤ **結合長效排卵針、醫病共享決策，降低病人取消療程發生率**：將試管嬰兒及人工授精療程比較說明，蒐集及統計門診病人最常問且十分重要的問題加以解釋，對各病患詳盡指導藥物的使用，並針對病患個別性給予心理支持。

⑥ **24 小時打針服務及電話溫馨提醒，降低病人打錯針比率**：一對一專業諮詢，安排產房成為急診單位，提供 24 小時打針服務，製作諮詢及用藥衛教單張，寫明注射破卵針時間，協助病患設定鬧鐘提醒以及電話提醒，減少病患打錯針比率，使病患打錯針比率小於 0.01%。

⑦ **率先引進子宮腔內切削系統及子宮鏡冷刀系統，減少子宮鏡手術併發症**：子宮腔內的病灶，尤其是子宮肌瘤及子宮腔沾黏，手術較困難，過去，手術時間長且常需多次手術。高榮生殖醫學中心於民國 103 年率先引進國內第一架子宮腔內切削系統，又於 107 年率先引進國內第一套子宮鏡冷刀系統。藉由先進的子宮鏡設備，明顯降低子宮鏡手術時間，減少手術併發症，且絕大部分手術一次即可完成。

⑧ **針對先天子宮畸形患者，以 3D 超音波進行手術規劃**：對診斷為子宮中隔而預計施行手術的患者，安排 3D 超音波重建子宮腔內的構造，預先規劃手術中應切除的部分，術後再以 3D 超音波重建子宮腔內構造，確認術後的子宮腔為適合懷孕的狀態。

經過多年的努力，高雄榮總生殖醫學中心已成為南臺灣極重要的試管嬰兒重鎮，崔冠濠主任期許該中心能結合精緻私人人工生殖中心與醫學中心的優點，創造最高醫療品質服務，為想生兒育女的夫妻們圓夢。

5-9 高雄長庚紀念醫院

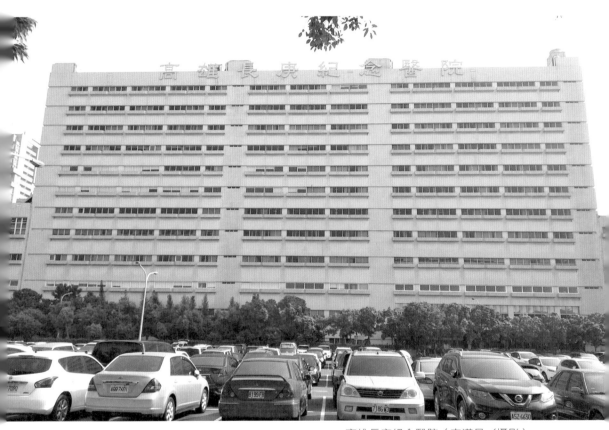

高雄長庚紀念醫院（李漢昌／攝影）

　　一名婦人因罹患腦下垂體泌乳素瘤，停經 15 年，連子宮都萎縮了，其間曾開刀除瘤，但婚後依然不孕，她於 31 歲時到高雄長庚醫院求診，由婦產部為她培育試管嬰兒，經解決多種問題，終於成功懷孕，產下雙胞胎男嬰，這是臺灣地區罹患此症產下雙胞胎的首例。

腦下垂體長瘤不孕　服藥重啟卵巢生機

受治婦人早在青春期時，即因腦下垂體長了三公分大的泌乳素瘤，血液中泌乳素太高，導致卵巢無法排卵，由於長期月經不來，連子宮都萎縮了。之後六年，她服藥、化療，接受腦外科醫師開刀除瘤，手術成功了，但婚後仍然不孕。

民國 104 年，她到高雄長庚求診，檢查發現血液中的泌乳素仍然高得離譜，即使服用大劑量降泌乳素藥物也無效。後來她同意接受試管嬰兒培育，經使用荷爾蒙等治療三個月，重啟排卵功能、養回萎縮的子宮；再經取卵，以人工生殖療程培育胚胎，將兩個胚胎植入體內，其中一顆著床成功，但分裂為二，民國 105 年產下雙胞胎。

民國78年　誕生南部首例試管嬰兒

高雄長庚婦產部生殖醫學中心是南部培育試管嬰兒的重鎮。該院成立於民國 75 年，時值國內第一例試管嬰兒培育成功次年，而南部尚無成功案例。民國 77 年，在院長范宏二醫師的鼓勵下，高雄長庚婦產科張榮州醫師和林易奇胚胎醫檢師全力投入，培育試管嬰兒。

生殖醫學中心草創之初，是在婦科開刀房手術檯旁設置無菌保溫箱，從不孕婦女的卵巢取出卵子後，在保溫箱內將卵子與患者丈夫的精子混合，直接植入患者的輸卵管。胚胎培養液也由生殖中心自行泡製。此外，還自製使用於卵內單一精蟲顯微注射的細長針頭，非常克難。

當時實驗室的動物實驗有兩個重點，一是藉由觀察老鼠胚胎的發育來檢驗培養液是否適當；另一是進行精子穿透卵子的試驗，以了解藥物對體外受精的影響。

民國 78 年，團隊培育出南臺灣首例試管嬰兒，這是一對自臺東縣

搬家到高雄縣林園鄉的陳姓夫婦，丈夫是討海人，他們結婚十年末生育，檢查發現陳太太罹患不孕症，且無法實施傳統性的治療。張榮州醫師建議培育試管嬰兒，經一連串的程序，不久，受精卵著床成功，再經悉心治療與孕婦的配合，而於民國 78 年 6 月 19 日上午 10 時 49 分，剖腹產下健康男嬰，體重 2925 公克。

30年發展　高雄長庚生殖中心陣容堅強

此後，高雄長庚有關生殖醫學的陣容日益壯大，據婦產部前主任龔福財回憶，民國 75 年起的婦產科主任由鄭岱雲、張簡展照擔任；81 年，婦產科擴編為婦產科系，科系主任陸續由張簡展照、張旭陽醫師擔任；86 年，婦產科系細分為四個次專科，其中，生殖醫學科主任由張旭陽醫師兼任。

民國 87 年，黃國恩教授擔任榮譽院長，成立生殖醫學暨更年期基礎研究室，黃教授於民國 73 年在美國培育出試管嬰兒，為華人世界培育出試管嬰兒的第一人。民國 89 年，康宏佑博士加入生殖醫學暨更年期研究室，統籌研究事宜；91 年起，生殖醫學科由黃富仁醫師接任主任；92 年，婦產科系升格為婦產部；94 年至 98 年，婦產部主任陸續由龔福財、黃富仁、許德耀醫師擔任。生殖醫學科主任陸續由藍國忠、林秉瑤醫師擔任，現任為江心茹醫師，科內現有七位主治醫師，每年完成近千例試管嬰兒週期數。

早期生殖醫學名醫　個個學有專精

其中，幾位任期較長的生殖醫學科主任或婦產部主任都學有專精，例如：

張榮州醫師：畢業於高雄醫學大學醫學系，民國 70 年起，在臺北長庚醫院婦產科，由宋永魁主任、王榮華醫師啟蒙，開始人工生殖醫學臨床研究與胚胎實驗室工作。民國 74 年底，經范宏二院長鼓勵及號召，南下高雄長庚醫院，擔任產科主任暨生殖內分泌科主任，成為創院醫師之一；民國 76 年赴美，在紐約大學和「紐約市立細胞遺傳中心」進修生殖醫學基礎研究。後返回高雄長庚醫院，經團隊合作，於民國 78 年培育出南台灣首例試管嬰兒。

張旭陽醫師：畢業於臺北醫學大學醫學系，民國 74 年赴美國羅徹斯特大學從事試管嬰兒研究，師事黃國恩教授。於民國 75 年加入林口長庚醫院；民國 84 年奉派高雄長庚醫院擔任婦產科系主任，後來婦產科系升格為部，他成為部主任，前後十年，後升任長庚大學教授。

蔡永杰醫師：民國 83 年赴美國辛辛那堤大學進修不孕症治療，主攻試管嬰兒實驗室研究，致力提升實驗室品質。民國 86 年受邀轉任臺南奇美醫院，建立該院婦產科生殖中心，目前是奇美醫院婦產部主任。

近年的領導人　基礎醫學研究璀璨

黃富仁醫師：畢業於中山醫學大學，啟蒙於林口長庚生殖醫學中心宋永魁教授等幾位大師。民國 81 年進入高雄長庚人工生殖醫療團隊，擔任主治醫師，85 年至美國加州大學洛杉磯分校進修「生殖內分泌」，86 年回到高雄長庚，91 年至 100 年擔任生殖醫學科主任暨人工生殖中心負責人，基礎醫學研究成果亮麗；105 至 108 年擔任婦產部主任；108 年 6 月起擔任長庚大學教授，現任台灣生殖醫學會理事長。

龔福財醫師：畢業於中國醫藥大學，民國 81 年至高雄長庚婦產科擔任主治醫師，民國 86 年在美國哈佛大學醫學院、BWH 醫院擔任生殖醫學科研究員。於民國 94 年至 104 年任高雄長庚醫院婦產部主任，已

完成超過 12,000 例腹腔鏡、子宮鏡、達文西機器手臂相關的生育手術，專長高齡試管嬰兒培育，另外，冷凍胚胎植入成功懷孕率逾 60%。近年來又不斷發展兩岸暨國際醫療。現任高雄長庚教授級醫師、福建廈門長庚醫院婦產科召集人暨特聘主任醫師。

龔福財於民國 99 至 101 年擔任臺灣婦產科內視鏡暨微創醫學會理事長，獲得國家科學委員會（科技部）研究獎勵。累計在國內外學術會議發表論文或受邀演講超過 130 次，又有超過 110 篇學術論文在 SCI 級的期刊發表，例如：《Fertility and Sterility》（生育與絕育）、《Human Reproduction》（人類生殖）、《American Journal of Obstetrics Gynecology》（美國婦產科期刊）、《The Journal of Minimally Invasive Gynecology》（微創婦科雜誌）、《Taiwanese Journal of Obstetrics and Gynecology》（臺灣婦產科期刊）等等。

技術不斷突破　造福不孕夫婦

在歷任婦產部長及生殖醫學科主任的努力下，高雄長庚還有許多成就，較重要的如下：

① 民國八〇年代之初，誕生南臺灣首例冷凍胚胎試管嬰兒：那年，高雄長庚採用冷凍胚胎方法，使因不孕症接受試管嬰兒培育的婦人成功懷孕，為南部首例。這名婦人第一次嘗試培育試管嬰兒治療後懷孕，未用完的胚胎經冷凍保存，不料流產；第二次即以冷凍保存再解凍的胚胎植入子宮，結果成功懷孕，同年 11 月分娩，產下南部第一例冷凍胚胎試管嬰兒。

② 民國 85 年，亞洲首例無使用 PVP 顯微注射技術而懷孕成功：PVP 是冰凍胚胎時的冷凍保護劑，在卵內單一精蟲顯微注射的

過程中，難免隨著精蟲被注入卵細胞，導致 PVP 的安全性受到質疑。民國 85 年，高雄長庚以不使用 PVP 的單一精蟲顯微注射，讓婦人懷孕成功。特別的是，高雄長庚也進行實驗，於同一段時間內，將欲培育試管嬰兒的病人分成兩組，一組施行含 PVP 的單一精蟲顯微注射，另一組不含。比較顯示，不使用 PVP 這一組，受精率有意義地高於使用 PVP 的一組，但懷孕率無差別。

③民國 86 年，亞洲首例「以冷凍睪丸精子」併「卵內單一精蟲顯微注射」技術懷孕成功。

④民國 92 年，全國首例無透明帶胚胎植入懷孕成功。

⑤民國 94 年，全國首例玻璃化冷凍囊胚期胚胎寶寶誕生。

⑥民國 101 年，癌症病人冷凍儲存卵子。

實驗室林易奇組長　挑重擔32年

　　高雄長庚的生殖醫學科有如今的成就，試管嬰兒實驗室組長林易奇功不可沒，他畢業於高雄醫學院，從民國 77 年高雄長庚開始推動試管嬰兒培育即擔任醫檢師（胚胎師），83 年升任婦產科系技術組組長；服務這個領域 32 年，見證高雄長庚生殖醫學中心整個歷史，專業知識豐富，技術一流，至今仍兢兢業業在職中。

　　高雄長庚生殖醫學科的學術研究成果也鼎盛，每年發表三、四篇學術論文，曾有兩篇論文的圖片獲選為美國生殖醫學會官方雜誌《Fertility and Sterility》（生育與絕育期刊）的封面，分別是 2004 年 6 月，腹腔鏡、子宮鏡生殖手術，龔福財等著；與 2005 年 1 月，維他命 A 酸對鼠囊胚的影響，黃富仁等著。

　　經過多年的努力，高雄長庚生殖醫學中心成為國家級人工生殖施術醫師的訓練醫院，至少完訓 30 位醫師；也是歐、美、亞、非洲同行知

名學者來南臺灣指定參訪的標竿醫院。

喜獲國家生技醫療獎　高雄長庚實至名歸

高雄長庚婦產部生殖醫學科累積多年成果，於民國 96 年申請角逐「國家生技醫療品質獎」，以精卵顯微注射技術、冷凍精蟲技術、胚胎雷射孵化術、囊胚期胚胎培養以及玻璃化胚胎冷凍技術等五種特色，獲得醫療院所類銅獎，是國內首先得獎的人工生殖中心，也是截至目前國內唯二得獎的生殖中心之一。

接著談談醫病互動的故事，18 年前，一對在教育界服務的夫妻多年不孕，經試管嬰兒治療，於兩次胚胎植入後仍未懷孕。那天，在診間中，這位太太雙眼含淚，先生面無表情，相對無語，主治的龔福財醫師也有點哽咽。在一旁的婆婆突然抬高語調，樂觀的說：「沒關係啦！我們再努力，我們相信龔醫師。」於是醫病釋懷，之後三年，這位太太連續生下兩胎試管寶寶，男女各一。

紙短情長　太多感謝在心中

102 年 2 月 24 日元宵節當天，這對夫婦寫了一張卡片，附了全家福照片寄給龔福財，內容如下：

沒有任何言語或文字，能夠表達我的謝忱，由衷感謝您。

親愛的龔醫師：

　　在「元宵」這天祝您新春愉快！這是全家寒假中出遊的相片，兩個孩子都長大了，老大還比我高了呢！老大去年國小畢業時獲得市長獎，全家與有榮焉，妹妹也一直保持第一喔！跟您報告近況，也讓您分享我們為人父母的喜悅。敬祝

闔家平安！

○○○

○○○敬上

5-10 國泰綜合醫院

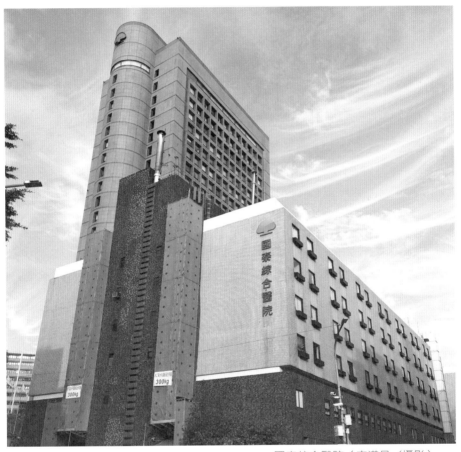

國泰綜合醫院（李漢昌／攝影）

　　國泰綜合醫院位於臺北市大安區，於民國 66 年 2 月創建。創建之初被視為貴族醫院，至民國 84 年健保制度上路後，成功轉型為大眾化急性病症處理醫學中心，後走向精緻化的專業醫療，並成為多次獲得衛生福利部肯定的醫學中心兼教學醫院，民國 80 年，誕生該院首例試管嬰兒。

民國80年　陳樹基開辦國泰生殖中心

　　國泰綜合醫院生殖醫學中心成立於民國 80 年，創建人陳樹基醫師畢業於臺北醫學院，民國 66 年進入臺北榮總婦產部，於擔任住院醫師的第三年專攻當時相對冷門的生殖內分泌與不孕症研究，並兩度被臺北榮總指派去法國研究如何培育試管嬰兒。

　　進修回到北榮後，陳樹基加入試管嬰兒研究團隊，成員還有家庭計畫科主任張昇平及曾啟瑞、趙湘台醫師，從動物實驗、排卵藥物、取卵方法等研究，經不懈的努力，終於在民國 73 年讓不孕症病人張女士懷孕，74 年順利產下國內第一例試管嬰兒。

　　民國 79 年底，經國泰綜合醫院整形外科主任呂旭彥醫師引薦，陳樹基與國泰綜合醫院院長陳炯明見面，獲得院長全力支持後，他著手替該院籌備生殖醫學中心。因同在北榮婦產部服務的李發焜醫師已於民國 79 年轉往國泰擔任主治醫師，經陳樹基多次與李發焜密切聯繫，委由他擔任院方、廠商及技術員培訓的窗口。由於是新部門第一次採購硬體設備，院方全力支持，籌備順利。待技術人員在北榮完成為期三個月的訓練後，民國 80 年 2 月，陳樹基從北榮轉任國泰綜合醫院，擔任生殖醫學中心主任。

開幕第一年　成功培育國泰首例試管嬰兒

　　開幕後第三個月，就有一位婦人成功受孕，同年底即成功產下新生兒，並由陳炯明院長送花籃慶賀，此後業績蒸蒸日上。在不孕症的研究及技術上，國泰綜合醫院後來居上。當時，陳樹基除了督促自己與同仁鑽研如《Fertility and Sterility》（生育與絕育期刊）和《Journal of in Vitro Fertilization》（體外受精期刊）等不孕症醫療刊物，也帶領團隊

積極參與國內外研討會及醫學交流，定期參加「美國生殖醫學學會」的年會（American Society for Reproductive Medicine, ASRM）與「歐洲人類生殖和胚胎學學會」的年會（European Society of Human Reproduction and Embryology, ESHRE），讓國泰的生殖醫學技術跟上國際醫療新知，走在技術的前端。

陳樹基於民國 100 年退休，由新竹國泰醫院賴宗炫醫師繼任國泰綜合醫院生殖醫學中心主任。這些年來，賴宗炫仍將「一年跑美國，一年跑歐洲」參加生殖醫學會年會及發表論文，視為國泰生殖醫學中心的傳統，並持續下去。此外，創建至今，國泰綜合醫院生殖醫學團隊每年都在各大權威性醫學及科學期刊，發表不孕症學術研究論文。

例如，國泰綜合醫院是國內使用腹部超音波引導胚胎植入技術的先驅，曾於民國 96 年在《Fertility and Sterility》（生育與絕育雜誌）87 卷第五期發表論文〈The Influence of Abdominal Ultrasound-Guided Embryo Transfer on Pregnancy Rate: A Preliminary Report〉（腹部超音波引導胚胎植入對受孕率的影響：初步報告），文中指出，在腹部超音波引導下，精準放置胚胎，可提高胚胎著床成功率。此後，國泰綜合醫院一直使用超音波引導胚胎植入技術。陳樹基更因這篇論文，到輔仁大學擔任教職。

期刊論文方面的代表性成就，包括結合國泰綜合醫院所屬全國最大的唐氏症篩檢資料庫與人工受孕者數據比較，於民國 92 年 12 月 1 日在《Journal of Assisted Reproduction and Genetics》（輔助生殖與遺傳學雜誌）20 卷第三期，發表〈First-trimester Screening for Down Syndrome in Singleton Pregnancies Achieved by Intrauterine Insemination〉（人工授精之單胞胎孕婦第一孕期唐氏症篩檢）論文，文中指出，人工受孕的早期唐氏症假陽性率比一般孕婦高。

發揚光大 一年300個週期案例

民國 107 年，賴宗炫主任分別在《Taiwanese Journal of Obstetrics and Gynecology》（臺灣婦產科期刊）和《SCIENTIFIC REPORTS》（科學報告期刊），前後發表兩篇子宮內膜 L-selection Ligands（L- 選擇素配體）相關研究報告：〈Gene Expression of Human Endometrial L-selection Ligand in Relation to the Phases of the Natural Menstrual Cycle〉（人類子宮內膜 L-selection Ligands 基因表現與自然月經週期期別相關聯）和〈Endometrial L-selection Ligand is Downregulated in the Mid-secretory Phase During the Menstrual Cycle in Women with Adenomyosis〉（患有子宮腺肌症女性在月經週期分泌中期子宮內膜 L-selection Ligands 減少跡象）。

研究指出，L-selection Ligand 是促使胚胎與子宮內膜黏著、成功著床的重要因子，如果不孕症患者缺乏 L-selection Ligand，而透過黃體素跟雌激素在一定比例下同步補充，可以讓 L- selection Ligand 回復到正常數值，使胚胎成功著床。

民國 107 年國泰綜合醫院的生殖醫學中心搬遷到該院三樓。新的生殖醫學中心設有胚胎學實驗室、男性學實驗室、冷凍實驗室、取卵手術室、取精室、超音波檢查室、諮詢室和等候大廳，符合衛生福利部國民健康署評鑑標準，面積 30 坪，為原來的兩倍多。早期一年平均有 60 到 80 個週期案例，現在平均一年做約 300 個週期案例。

優秀醫療服務 提供最大方便

國泰綜合醫院生殖醫學中心持續創建人陳樹基的實在作風，穩紮穩打、一步一腳印，靠提高人工受孕成功率維持良好口碑。現在的整體成

功率達四成五，35 歲以下年輕族群的成功率更高達六、七成。

　　國泰綜合醫院生殖醫學中心維持穩定高成功率的祕訣，除了固定使用囊胚期的胚胎植入、超音波引導植入技術之外，也使用國泰特有的生育力評估系統，包括生殖荷爾蒙血液檢測、生殖免疫抗體檢測、輸卵管攝影、免麻醉子宮鏡檢查和超音波濾泡檢測，重視事先找出患者病因，做重點治療。此外，這一系列的檢測，最快可在一小時內完成。相較於其他大型醫院因腹地龐大、部門分散，導致病人四處奔走，陳樹基眼中的國泰綜合醫院小而美，病人看病或做檢查不用疲勞奔走。

　　陳樹基認為，讓病人感到方便很重要。對於病人看病、檢查需花上數小時的困擾，他感同身受，所以要求他的門診必須早上八點就有人坐鎮，讓病人能迅速在門診完成超音波檢查跟驗血，以「讓病人在 15 分鐘內完成檢查，來得及去上班」為目標，給病人最便利的看病經驗。這樣的精神，也持續在國泰醫院生殖醫學中心延續。

發展AI人工智慧選胚　進行幹細胞研究

　　除了對不孕症患者的全方位身體檢查，國泰綜合醫院對胚胎的品質及著床時間也沒有忽略，透過胚胎染色體切片 PGT（Preimplantation Genetic Test），進行基因檢查，篩檢出健康的胚胎；及利用子宮內膜容受性檢測（Endometrial Receptivity Array，ERA），估測胚胎於子宮內膜最佳的著床時間，稱為最佳「著床窗期」。

　　未來，更預計發展 AI 人工智慧胚胎篩選系統，賴宗炫認為，國泰綜合醫院生殖醫學中心的 AI 人工智慧選胚能力，現在已經與資深胚胎師旗鼓相當，人工智慧不會有人為失誤的問題，未來極有可能超越人工選胚。不過，我國現在使用的 AI 選胚技術全是國外製作的系統，所以國泰正與科技部、靜宜大學的唐傳義校長和國立清華大學團隊聯手，積

極發展我國的 AI 選胚系統。

　　此外，國泰綜合醫院生殖醫學中心也積極發展再生醫學，也就是幹細胞研究。根據國內外研究，女性經血中具有再生力極強的幹細胞，也就是子宮內膜幹細胞，國泰生殖醫學中心已通過該院人體試驗倫理委員會（Institutional Review Board）審核，開始尋找適合案例，針對因子宮內膜薄，導致胚胎無法著床的不孕症患者，進行經血幹細胞治療第一期臨床試驗。

主治醫師須出國進修　並拓展國際醫療

　　賴宗炫期望國泰綜合醫院的生殖醫學中心，不論是現在還是未來，能持續秉持霖園集團創立該院時的「關懷社會，回饋社會」精神，服務更多國內外病人，讓更多人知道國泰綜合醫院生殖醫學中心。並且拓展國際醫療，把我國的優良醫學技術發揚到國外。事實上，在陳樹基的時代，因他曾留學法國，法文流利，在國際醫療方面，已替國泰生殖醫學中心扎下穩固基礎。此外，國泰綜合醫院規定主治醫師都必須出國進修，陳樹基也相當鼓勵後輩出國增廣見聞。

　　賴宗炫曾到全美第一個做出試管嬰兒的霍華德‧瓊斯（Howard W. Jones）及喬治亞娜‧瓊斯（Georgeanna S. Jones）教授夫婦任教的約翰‧霍普金斯大學（John Hopkins）婦產部進修一年；另一位曾任汐止國泰醫院生殖醫學中心主任的魏琦峰醫師，曾到美國紐約大學（NYU）師承不孕症專家詹姆士‧傑弗（James A. Grifo）教授；而現職國泰綜合醫院院長的李發焜醫師也曾赴美國名校加州大學洛杉磯分校攻讀公共衛生碩士返國，這些資歷對於國泰生殖醫學及醫院管理都有著長遠的影響。

在國際不孕症領域 持續發熱發光

　　國內由衛福部核可的 86 家人工生殖中心當中，僅有 17 個有資格訓練不孕症施術醫師及技術員，國泰綜合醫院是其中之一，更被評為全國優良人工生殖機構，排名前四分之一。從陳樹基主任時代開始，就有臺北醫學大學、輔仁大學和陽明大學等名校的醫學系學生到國泰見習，甚至有國外留學生前來交流。退休後的陳樹基也與國泰綜合醫院保持緊密的聯繫，時常回到該院授課指導。

　　國泰綜合醫院生殖醫學中心多年來造福許多家庭，幫助無數夫婦完成求子心願，也培訓出國內外的不孕症菁英，現在與未來，都會持續在國際不孕症領域佔有一席之地。

（採訪撰稿／呂明瑾）

5-11　茂盛醫院

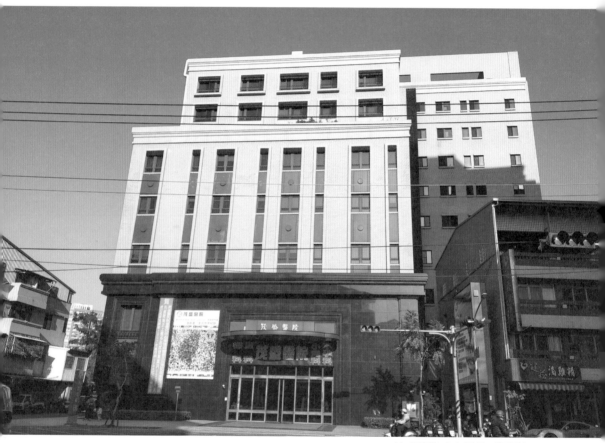

茂盛醫院（李漢昌／攝影）

　　民國 104 年，罹患不孕症的菲律賓議員聯盟主席瑪貝琳・斐南迪（Maybelyn Fernandez）女士到臺中茂盛醫院求治，並於 106 年情人節生下一個健康漂亮的女寶寶，一家三口於 106 年 6 月回到臺中，向李茂盛院長道謝。身為國策顧問的李院長代表致贈總統茶葉給她；外交部與外貿協會也派員陪同，對茂盛醫院響應政府的南向政策致謝。

菲國名議員　來臺培育試管嬰兒成功

斐南迪曾是知名女童星，後成為菲律賓達古潘市（Dagupan）議員，並擔任菲國議員聯盟主席。她因結婚多年不孕，而夫家是當地旺族，有很大的生子壓力，經歷多次人工受孕失敗後，經親友推薦，她到臺中茂盛醫院治療，105 年植入胚胎，順利著床，返菲待產，並於 106 年 2 月 14 日產下女兒。

106 年夏天，斐南迪與夫婿到臺北出席「全球地方議員論壇」時，由外交部中部辦事處副處長林鼎翔、中華民國對外貿易發展協會臺中辦事處主任李哲欽等陪同，帶著女兒到臺中市拜訪李茂盛，表達謝意。

茂盛醫院的生殖醫學全臺聞名，院長李茂盛表示，我國治療不孕症的懷孕率名列全球第二，治療費用僅為歐洲、美國、日本的一半，所以許多海外患者到我國就醫；茂盛醫院除了服務國內患者，每年收治超過五百位國外病患，歷年來協助菲律賓共七百多對不孕夫婦產子，展現醫療技術的外交軟實力。

李茂盛學貫中西　生殖醫學服務海內外

李茂盛是培育試管嬰兒的名醫，畢業於臺中市中山醫專、中山醫學院醫學系，民國 78 年，獲得日本東邦大學醫學博士學位。

民國 69 年，他在中山醫學院附設醫院擔任主治醫師時，經研發基金會協助，到臺大醫院向專長不孕症的李鎡堯教授學習一年，再回到中山附醫繼續人工生殖研究；民國 74 年，經醫界大老徐千田教授幫助，赴美國賓州大學向生殖醫學教授 GACICA 學習，同門七位同學來自土耳其、巴西、以色列、日本等，因為一年需要交兩篇研究報告，負擔沈重，後來只有五位完成學習。

時值試管嬰兒在國內剛起步，在美國研習的李茂盛每天早上從賓州大學實驗室取出卵泡液，觀察顆粒細胞培養情況及其中的類固醇分布，還有動情激素、黃體素、男性荷爾蒙等，比較卵子的成熟程度、相關品質、受孕情況，並予分析。由此學習到臨床培育試管嬰兒的方法，也確定了與國外合作研究的形式。經由專注學習和研究，他先在美國排名居冠的生殖醫學期刊《Fertility and Sterility》（生育與絕育）發表論文，回國後立刻發表第二篇論文。

拜訪英美試管嬰兒之父　回國展長才

回國前，李茂盛特地參觀幾所知名的外國生殖醫學研究中心，包括英國培育出全球第一個試管嬰兒的羅伯特・愛德華茲博士（Robert G. Edwards）創立的博恩堂診所（Bourn Hall），向愛德華茲請益培育試管嬰兒的刺激卵泡成熟療程及實驗室的胚胎培養療程，愛德華茲並讓李茂盛與他的弟子普林斯頓院長（Mr. P.R. Brinsden）進一步討論及研究。

此外，李茂盛也前往維吉尼亞州，至培育出美國第一位試管嬰兒的霍華德・瓊斯及喬治亞娜・瓊斯夫婦（Georgeanna S. Jones & Howard W. Jones）主持的實驗室參觀請益；再到波士頓大學附設醫院和生殖醫學中心研究探討培育試管嬰兒的訣竅；最後到耶魯大學，求教於艾倫教授。這些生殖醫學中心各有優點，經此鍛鍊，李茂盛對成立生殖醫學中心建立概念。

回到中山附醫後，他全心投入人工生殖範疇，當時中山附醫規模有限，但仍提供面積約三坪的範圍成立實驗室，非常克難地進行試管嬰兒的培育和研究，至民國 75 年就有懷孕案例，民國 76 年誕生該院首例試管嬰兒。

先開診所再開醫院　達成畢生志業

民國 83 年，李茂盛離開中山附醫，花了一千萬元在臺中市北屯區北屯路自營「李茂盛婦產科診所」，從事生殖醫學、生產、開刀等醫療，他從大家尊敬簇擁的大學教授，變成要面對消防安檢等瑣事的經營者。

經營診所期間，李茂盛為了延續過去在大學的研究工作，他在所內設立基礎醫學實驗室，聘請博碩士進行生殖醫學研究，並且發表多篇論文；又在診所內設立動物實驗室。他說，歷來只有醫學中心才會設置動物實驗室，而他花了兩千萬元，設置自動提供飲水、飼料、清潔整理的系統，飼養小白鼠、天竺鼠等，把牠們照顧得好好的，以利研究。

民國 98 年起，李茂盛在臺中市北屯區昌平路購買零碎的土地，予以合併，於民國 104 年籌建醫院大樓，並於 106 年底將原診所遷入，更名「茂盛醫院」，重新開幕，除了婦產科、生殖醫學，又增加皮膚科、風濕免疫科、家醫科、乳房外科、小兒科、一般外科、麻醉科，他在該院投資十億元，現有二十多位醫師，近三百位員工，共有八十幾張急性及特殊病床。

如今，該院將再投資十億元，展開第二期擴建，擴建計畫已由臺中市衛生局審核通過，並由衛生福利部審核中，未來可望成為擁有兩百張床位的大醫院。

跨五大洲　培育兩萬名試管嬰兒

30 年來，李茂盛累計培育了兩萬名試管嬰兒，這些試管寶寶橫跨五大洲、36 個國家和地區，包括中國大陸、東南亞等，因為這些成就，他獲得衛福部頒贈的國家二等獎章。

李茂盛表示，人工生殖技術發展分為四代。例如民國 76 年他在中

山附醫以第一代技術，即體外人工授精的精卵自然結合，催生該院第一例試管嬰兒，當時的平均成功率僅 20％；第二代是從影像培養系統觀察胚胎品質，選擇好的胚胎植入母體，成功率提升到 40％；第三代是將胚胎培養到囊胚期後，切取五至十個細胞進行基因檢測，擇優植入，使成功率提升到 60％；目前是第四代，採用茂盛醫院研發的「新四代 AI 人工智慧試管技術」，結合胚胎篩檢、胚胎縮時攝影及專利的演算方式，挑選最好的胚胎植入母體，幫助更多不孕症夫婦圓夢生子，使成功率達到 80％以上。

有關教育領域，李茂盛 36 歲就獲得教授資格，也是教育部頒贈的民國 78 年度優秀教授；他領導的研究團隊於生殖醫學論文方面，有 17 篇獲獎；發表於國際期刊四百多篇；他也常被國際醫療學會邀請擔任演講者及主持人。由於在試管嬰兒方面貢獻良多，又熱心公益，辦理慈善活動，被蔡英文總統聘為總統府國策顧問。

加強研發　創造許多第一

這些年來，由李茂盛領導的人工生殖團隊，獲得許多成就，例如：

① 民國 79 年政府尚未規範前，就已完成捐卵生子，超越韓國、新加坡，成為亞洲首例。

② 民國 82 年，誕生亞洲第一次的四胞胎試管嬰兒。

③ 民國 83 年，為避免半夜取卵而影響醫師正常的家庭生活，首先引進長療程的刺激排卵方法，讓我國試管嬰兒療程邁入新的里程碑。

④ 民國 85 年，針對無精患者，從睪丸單槍取精，無傷口也不用開刀，取精程序相對輕易，然後培育試管嬰兒。

⑤民國 86 年，針對部分不孕患者年齡老化，或是卵子的透明帶較厚，無法懷孕，於是採用雷射技術將胚胎透明帶削薄再植入，有助於加強胚胎的著床率，提升受孕率。

⑥民國 86 年，用基因診斷技術協助遺傳疾病家族篩除異常基因，生下健康寶寶，為亞洲首例。

刷新金氏紀錄　五千試管寶寶聚一堂

⑦民國 89 年，繼臺大醫院之後，第一例冷凍胚胎男嬰誕生。

⑧民國 89 年，發展急速冷凍技術，利用真空抽離技術，把溫度下降到攝氏零下 206 度，以冷凍囊胚，後來誕生健康的試管嬰兒。一般有關精、卵、胚胎的冷凍儲存，是將溫度降至攝氏零下 196 度，所以這也是世界首例。

⑨民國 92 年，為夫妻都是脊椎損傷者，以電激取精方式自丈夫取精，再為妻子取卵，培育試管嬰兒成功，誕生健康的嬰兒。

⑩民國 93 年發表國內第一株幹細胞（TW1），這是與工研院生物醫學工程中心合作，成功自不孕症患者囊胚中培養出的第一株具臺灣地區國人遺傳特性的「胚胎幹細胞」；比國外購入的幹細胞更適合治療國人的疾病。

⑪民國 108 年 11 月 3 日，茂盛醫院成功刷新金氏世界紀錄，以「5,000 名試管寶寶齊聚一堂」，打破民國 100 年該院所保持的 1,232 名之紀錄。

專門解決不孕疑難　培育試管嬰兒

從「李茂盛婦產科診所」到「茂盛醫院」，還有許多培育試管嬰兒成功的故事，例如：

① **植入鑲嵌型胚胎，順利生出健康寶寶**：高雄一位 37 歲的女士，婚後 16 年不孕，歷經五次培育試管嬰兒失敗後，來到茂盛醫院，經取卵後配出五顆囊胚，再經第三代全染色體篩檢，排除一顆異常的唐氏症囊胚，剩下的四顆雖然都是鑲嵌型胚胎，也就是胚胎細胞染色體部分正常、部份異常。茂盛醫院因在高齡試管方面經驗豐富，研發能力強大，且能與國際最新的研究資訊接軌，經篩選出相對健康的鑲嵌型胚胎植入母體，培育出健康的寶寶。不似一般生殖醫學中心，看到鑲嵌型胚胎，多半都是丟棄。

②**採用最新的第四代試管技術，培育試管嬰兒成功**：一對海外夫妻，結婚 25 年無子，經八次試管嬰兒培育，仍然失敗，後來跨海至茂盛醫院求子，經檢查發現，妻子有免疫性不孕、維他命 D 缺乏、子宮內膜息肉、雙角子宮等問題，茂盛一一解決，並以新的「第四代人工智慧試管技術」，讓他們一次培育試管嬰兒就喜得麟兒。

③**丈夫精子畸形症，致妻子十年不孕，經培育試管嬰兒成功**：馬來西亞一對高齡夫婦結婚十年不孕，曾在馬國進行五次試管嬰兒療程，但無法成功，後到茂盛醫院尋求李茂盛教授協助，檢查發現丈夫有精子畸形症，且精子活動力和穿透力不足。茂盛醫院對無精症、少精症、精蟲變異處理有經驗，即以「紡錘體鏡」辨視，避開卵內的紡錘體，再進行單一精蟲顯微注射，提高受精率及胚胎良率，成功協助產子。

5-12 許朝欽婦產科

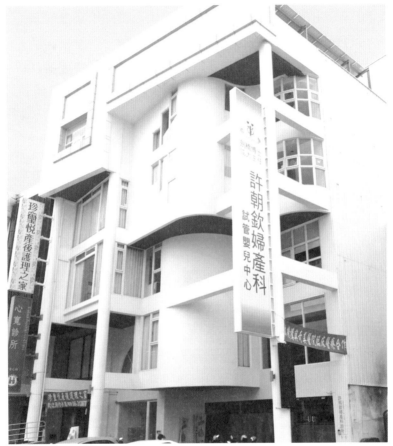

許朝欽婦產科（李漢昌／攝影）

　　臺南市一位罹患不孕症的董姓女士，婚後四年未孕，嘗試三次人工授精失敗，轉介至許朝欽婦產科培育試管嬰兒，並於民國98年及100年各生下一個兒子，夫妻認為家庭成員已經圓滿，於102年同意將貯存於該生殖中心的數個冷凍胚胎銷毀。不料民國105年的美濃大地震，台南市維冠大樓震塌，造成她七歲和五歲的兒子罹難。之後再經許朝欽協助，把一個孩子生回來。

董女是在地震後的次月，於悲痛中向許朝欽求援，希望經由試管嬰兒方式，幫她把兩個孩子生回來。由於她已經 40 歲，生殖器官僅剩一成機能，許朝欽啟用「迷你試管嬰兒」技術，讓她不必注射二、三十次排卵針，只打一、兩針就誘導排卵，並產下女嬰。

這名女嬰於 106 年 2 月誕生，活潑可愛，董女於慶祝滿月時，許願還要「生回」另一個孩子，許朝欽表示難度超高，但答應協助。

許朝欽是國內取得英國劍橋大學醫學博士學位的第一人，專門研究不孕症，曾連續多年榮登世界名人錄。

童年時，許朝欽住在嘉義民雄，小學畢業後，舉家遷往臺北，就讀再興中學，之後考上臺灣大學醫學院。在學期間，跟隨臺大醫學院的婦癌專家徐千田教授學習，一段時間後，徐教授認為他應該投入基礎醫學研究，介紹他跟隨臺大醫學院生化研究所林榮耀教授學習蛋白化學，包括 DNA、RNA 等知識及解決問題的方法。

進入臺大不孕症小組 成為實驗室主力

民國 71 年，他自臺大醫學院畢業，退伍後，在臺大醫院擔任住院醫師。民國 74 年，臺北榮總培育出國內第一例試管嬰兒，臺大醫院急起直追，在婦產部主任李鎡堯教授領導下組成「不孕症治療小組」，成立試管嬰兒實驗室。主治醫師楊友仕教授發現許朝欽有實驗室研究背景，派他參與試管嬰兒的培育。之後，實驗室工作多由許朝欽處理，包括調配培養液、小白鼠實驗、胚胎培育等，終於在民國 76 年，產下臺大醫院首例試管嬰兒。

許朝欽回憶臺大「不孕症治療小組」草創階段，國內少有可以參考請教的團隊。關於如何調製最佳的受精環境與培養狀態、訂定胚胎室操作規範等，曾多次向國內試管豬的創造者、即臺大畜牧研究所教授鄭登

貴請益，鄭教授是英國劍橋大學博士。

當時尚無阻止卵巢濾泡提早排卵的腦下垂體調控藥物，即「促性腺激素釋放激素激動劑」（GnRHa），因此多數婦女於上午八、九點驗血，須等到當晚六、七點鐘，檢驗報告才能完成。如果發現驗血指數呈現黃體化激素（LH）上升，代表即將排卵，就請病人馬上到醫院進行取卵手術，以免好不容易成長的濾泡提早排卵，所以取卵手術多於晚上八點鐘進行。通常取卵後五、六個小時需要為卵子體外受精，所以許朝欽須於凌晨一、兩點鐘作業，非常辛苦。當時國內尚無陰道超音波取卵技術，而是以腹腔鏡取卵，這是新一代生殖醫學界醫師不曾有過的經驗。

東京遇見愛德華茲　李鎡堯推薦赴劍橋

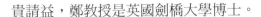

同年，許朝欽在日本東京舉行的「人類生殖醫學會」年會發表論文，會中見到培育出全球第一例試管嬰兒、並獲得諾貝爾獎的羅伯特‧愛德華茲教授（Robert G. Edwards），他立即向愛德華茲表達想到英國劍橋大學追隨學習的心願，並獲得鼓勵。

民國 77 年，許朝欽受聘為成大醫院婦產部主治醫師，78 年，李鎡堯主任推薦他到劍橋修習人類生殖醫學，他於是參與了劍橋的研究小組，專研胚胎和配子。他也到愛德華茲教授創立的博恩堂診所（Bourn Hall）工作和研究，成為愛德華茲在臺灣海峽兩岸唯一的嫡傳學生，並於民國 81 年獲得博士學位。

數十年來　不斷研究、引進和創新

民國 81 年，許朝欽回到成大醫院試管嬰兒中心，次年擔任成大醫學院副教授兼婦產學科主任；民國 83 年升任成大醫院婦產部主任；民國 84 年起，在臺灣大學兼任副教授；民國 105 年，在臺北醫學大學附

設醫院生殖醫學中心擔任教授級主治醫師；也曾經是美國約翰‧霍浦金斯大學、德州大學博士班指導教授。

　　服務公立醫院多年後，許朝欽深感英國博恩堂診所的運作模式，能讓不孕症病人得到更好的服務品質。因此在民國 87 年離職，在臺南市開設生殖醫學診所，即「許朝欽婦產科試管嬰兒中心」。

　　數十年來，許朝欽在不孕症和試管嬰兒方面，一直進行研究、引進和創新技術，對國內培育試管嬰兒貢獻心力。例如在劍橋博恩堂診所時，即在愛德華茲教授及診所院長普林斯頓（Mr. P. R. Brinsden）指導下，證實阿斯匹靈可以改善婦女子宮血流灌溉，提升受精卵著床率。這篇論文發表於民國 82 年出版的《Human Reproduction》（人類生殖醫學期刊），廣獲全球生殖醫學界採用，造福萬千不孕婦女。

獲劍橋博士學位　返成大醫院貢獻所學

　　他也以杜普勒超音波檢測，首度證實最常使用的口服排卵藥 Clomiphene citrate，於 40-50％的婦女造成子宮血流灌注異常、子宮內膜無法正常增長肥厚，而不利於受精卵著床，抑制婦女懷孕。論文發表於民國 83 年的《美國婦產科醫學會期刊》，廣獲全球婦產科醫學界採用。

　　民國 81 年，許朝欽引進劍橋試管嬰兒中心胚胎實驗室的規範，並於國內率先採用微滴油（micro-droplet of oil）技術，提升受精卵成熟分裂發育及受孕率。值得一提的是他從劍橋攜回一皮箱上百瓶經博恩堂診所確認，可使用於人類受精卵培養的微滴油。民國 82 年，他協助成大醫院泌尿科完成國內首創的無精蟲症男性顯微手術副睪丸取精，並使患者的妻子成功受孕。

　　民國 83 年，許朝欽回到劍橋大學、倫敦大學附設醫院，學習「卵內單一精蟲顯微注射」（ICSI），並應用於國內，協助精蟲極度稀少及

無精蟲症病患培育試管嬰兒。他也和成大醫院泌尿科醫師林永明合作，從民國 88 年到 94 年於國際醫學期刊發表數篇重要論文，包括民國 88 年首例的〈青春期後腮腺炎引發睪丸炎導致無精蟲症治療及受孕產子〉；90 年首例的〈青春期後睪丸手術導致無精蟲症治療及受孕產子〉；及民國 89 年〈經皮下副睪丸針刺取精術受孕的 100 例經驗〉。

研究油症兒　發現精蟲質量低下

民國 85 年，許朝欽再赴劍橋大學、倫敦大學附設醫院學習，於國內首創受精卵基因鑑定術（PGD、PGS）等等。

民國 87 至 88 年，許朝欽於成大醫學院和環境醫學研究所合作研究，發現工廠暨環境的重金屬汙染，例如鉛的高濃度暴露，會導致男性精蟲質量降低。同時研究確定使用抗氧化藥劑可有效對抗各種汙染造成的影響，提升男性精蟲質量。

許朝欽也和成大醫學院環境醫學研究所合作，追蹤婦人暴露於多氯聯苯環境後生下的油症兒，發現油症兒成長到青春期，精液量較少，精蟲質量也比正常人低下。這篇文章於民國 89 年發表在全球臨床積分最高的《Lancet》（刺絡針雜誌）。

民國 87 年 5 月，許朝欽在臺南設立的「許朝欽婦產科試管嬰兒中心」，經衛生署評鑑為特優人工協助生殖機構。同年引進國內首批鐳射精卵胚胎顯微操作儀，幫助不易著床的受精卵順利孵化且著床成功。民國 89 年，引進瑞典及澳洲的優良培養液，將受精卵培育到囊胚期才植入母體，大幅提高臨床懷孕率。

迷你試管嬰兒技術　以一針受孕聞名

經營「許朝欽婦產科試管嬰兒中心」期間，民國 93 年，他首創「迷

你試管嬰兒技術」（Mini IVF），研發排卵針劑緩釋療法，以每三、四天施予排卵針劑一次，甚至讓不孕婦女只需注射一次排卵針劑，即能取出成熟卵子，達到「一針受孕」的目的，是 most patient friendly（對病人最友善）的人工生殖技術。

民國 94 年，英國倫敦成立「國際微刺激試管嬰兒學會」時，許朝欽是國內唯一應邀發表論文者，並成為創始會員。民國 100 年，他受邀在亞洲、大洋洲婦產科醫學大會擔任特別講座，講述首創的「迷你試管嬰兒技術」，廣受學界重視。

民國 96 年，許朝欽引進「玻璃化冷凍技術」，大幅提升冷凍胚胎的臨床懷孕率。並積極研發冷凍卵子，為婦女保存日後生育的機能。

恩師獲諾貝爾獎　撰文介紹行誼

民國 99 年，許朝欽的恩師羅伯特‧愛德華茲教授榮獲諾貝爾獎，他特地於《台灣醫界》撰文〈站在巨人的肩膀上〉，闡述恩師數十年來努力於生殖生育研究的歷程，尤其在英國學界、輿論界與劍橋大學都反對下，克服萬難，經歷百餘次失敗，終於讓全球首例試管嬰兒誕生。許朝欽並獲世界知名期刊《Biochimica et Biophysica Acta》（生物化學與生物物理學報）邀請，與美國約翰‧霍普金斯大學共同撰文論述羅伯特‧愛德華茲教授，及體外受精療程的發展。

民國 103 年，許朝欽婦產科引進「胚胎縮時攝影監控培養箱」，配合 AI 人工智能應用，篩選最優良的胚胎植回母體。

在產業開發方面，民國 88 年，許朝欽即提倡臍帶血儲存，以「幹細胞」治療癌症、血液、腦神經及免疫系統疾病，隨後出現多家臍帶血儲存銀行，供國人儲存幹細胞。十餘年來，臍帶血幹細胞於國內成功應用於病患。此外，他引用 PGD（胚胎著床前基因診斷）篩選出 HLA（人

類白血球抗原）適合且基因正常的胚胎，救治基因異常的 sibling（兄姊）。

推介國際專家指導　帶動國內基因診斷

民國 95 年，許朝欽推介國際著名基因診斷專家，即美國衛生及公共服務部（NIH）學者 Mark Hughes（馬克・休斯），指導國內產業推動基因診斷，十年來帶動國內孕產前及胚胎基因診斷的發展。

許朝欽歷任台灣生殖醫學會理事、骨質疏鬆學會常務理事、台灣更年期醫學會理事長；現任台灣子宮內膜異位症醫學會理事、台灣更年期醫學會理事。民國 89 年，北京中國科學院發育生物研究所聘他為客座研究員；北京衛生局評定他為國際級人工生殖專家。二十多年來，許朝欽積極與國際生殖中心合作，多次在國內外生育研討會演講。

民國 90 年，許朝欽著作出版《做人會成功》一書，民國 100 年改版，重新命名為《揮別不孕危機》，是不孕讀者最重視、受益最多的參考書。

許朝欽一生服務不孕患者，已培育出三千名試管嬰兒，針對「許朝欽婦產科」，他說：「我們提供不孕夫妻最頂尖的生殖醫學專家、超越醫學中心的精良設備、最溫馨的人性化服務品質、資深專業的技術團隊，及高達 50-60％以上媲美歐美先進國家的懷孕率與活產率，希望提供不孕夫婦圓滿的家庭生活。」

5-13 劉志鴻 院長

　　出身臺大醫院，擔任過台灣生殖醫學會理事長的劉志鴻，是國內精研生殖醫學、刺激排卵，並完成第一例冷凍胚胎試管嬰兒及發展出亞洲第一例「卵內單一精蟲顯微注射」（ICSI）的生殖醫學專家。他從不停息的追求最新科技和最前瞻有效的療法，並且將這些技術藉由學會的經營，努力傳遞給各個生殖醫學中心，造福國內許多不孕症夫妻。

　　早年，劉志鴻考上高雄中學，且是高中聯考狀元。少年的他，對人文、史哲及物理都充滿興趣，想做可以接觸人心又兼顧科學的工作，因此走入醫學領域。民國 68 年，他畢業於臺大醫學院醫學系，並選擇從事婦產科。

僅是住院醫師　竟赴美參加學術會議

　　擔任臺大醫院婦產科住院醫師時，劉志鴻勤讀國外醫學期刊，鍾情於艱深難懂又重要的生殖內分泌醫學，也感受到試管嬰兒為首的生殖科技正在世界各地快速萌芽。自從英國誕生全世界第一例試管嬰兒，澳洲、美國緊追其後。國內臺北榮總、三軍總醫院都派人出國學習，他對生殖醫學核心的內分泌生殖知識求知若渴。

　　民國 72 年，劉志鴻在臺大醫院擔任住院醫師第三年，於幾位師長的關照下，爭取到機會赴美國舊金山參加生殖內分泌醫學的國際研討會。對住院醫師而言，這是首例。會中，美國兩位開創生殖醫學學門

的泰斗，即加州大學舊金山分校（UCSF）教授羅伯特‧賈菲（Robert Jaffe），及聖地牙哥分校（UCSD）教授 Samuel Yen 輪流演講，內容都是劉志鴻渴望已久的東西，令他如沐春風。

演講完畢，兩位講者被美國許多醫師簇擁著提問，Dr. Yen 就被圍了一個多小時，原來生殖內分泌學在美國也是剛剛萌芽，許多醫師跟劉志鴻一樣求知若渴。Dr. Yen 談笑風生、深入淺出、耐心答問，展示學問淵博又虛懷若谷的風範，令他畢生難忘。

美加澳進修期間　北榮誕生首例試管嬰兒

劉志鴻當場表示想投入這個領域，兩位泰斗都鼓勵他先寄履歷試試看。他返國後即提出申請，經臺大醫院院長魏炳炎教授首肯、臺大醫學院院長彭明聰教授寫推荐信，他終於獲得 Samuel Yen 同意，擔任博士後研究員（Post-doctoral fellow）。他在民國 73 年完成臺大總醫師訓練後前往，展開三年的研究學習。

期間，他被安排到美國斯庫里普斯醫院與研究基金會（Scripps Clinics and Research Foundation）擔任研究員，再到加拿大 UBC 大學擔任臨床研究員，研習顯微手術和試管嬰兒培育，及到 Calgary 大學醫院試管嬰兒中心擔任臨床研究員。之後到澳洲 Adelaide 大學伊麗莎白女王醫院擔任試管嬰兒中心研究員，為期八個月。至民國 76 年，他回到臺大醫院擔任婦產部主治醫師，並在臺大醫學院擔任講師。總計他出國留學三年，學習生殖內分泌、不孕症治療及試管嬰兒培育。雖然備極艱辛，卻是難得的完整訓練。

民國 74 年，臺北榮總培養出國內第一例試管嬰兒；民國 76 年，臺大醫院在李鎡堯教授和楊友仕醫師的領導下，不孕症小組培育出臺大醫院第一例試管嬰兒。

全國首例 做出冷凍胚胎試管嬰兒

劉志鴻於民國 76 年回國後，率先引進促性腺激素釋放激素激動劑（Gonadotropin-releasing hormone agonist，GnRHa），此藥本是治療前列腺癌的用藥，卻是劉志鴻留美三年研究過程中，再熟悉不過的不孕症重要藥物，可以防止卵子過早排掉，並且提高卵子品質，對試管嬰兒療程有很大效益，在美、澳都有初步良好的經驗。他引進國內並大量使用後，成績非常好，此藥也被沿用至今。

另外，經陰道超音波取卵的最新做法，也是他自澳洲引進的。之前國內的取卵都是經由腹腔鏡手術取得，麻煩耗時，風險也大。經由陰道超音波取卵，則簡單安全。

民國 78 年，劉志鴻締造誕生國內第一例、也是亞洲第一例「冷凍胚胎試管嬰兒」，當時是由他和連義隆醫師、李亨儒胚胎師在臨床端和實驗室共同努力而成功。他們除了在實驗室不斷努力，也使用新的排卵藥物和新觀念，他說：「只有品質好的卵子、好的胚胎，才經得起冷凍和解凍。」

冷凍胚胎技術 減輕不孕求子的負擔

劉志鴻指出，這項技術是澳洲首先成功的，過去尚未發明冷凍胚胎的方法，當培育試管嬰兒時，受限於成功率低，所以會注射排卵針，期望多取得幾個卵子，使之受精，發育為胚胎，但胚胎不能植入子宮太多，以免造成多胞胎，所以，未用完的胚胎都浪費了；又如果胚胎未著床成功，只好下次再取卵，培育新的胚胎，患者須再花錢及受罪一次。

等到冷凍胚胎技術成功後，如果一次就培育出許多胚胎，即可將用不完的胚胎冷凍儲存，如果此次胚胎未著床，下個月可以把冷凍儲存的

胚胎取出，再次注入子宮，使其著床；如果再不著床，可以繼續比照辦理。

很多年輕病患於一次取卵後，即可儲存二、三十個胚胎，可以使用很多次，減少患者重新取卵的負擔。劉志鴻說，臺大醫院取得這項成功，證明臺大的試管嬰兒醫療技術完備和先進，在國內終於追上進度，稍有領先，並取得病人信任。

南下建立試管嬰兒中心　再創專業診所

民國 78 年，經由剛成立不久的成功大學醫學院院長黃崑巖教授邀請，劉志鴻離開臺大醫院，轉任成大醫院婦產部主任及成大醫學院副教授，並為成大醫院成立南部第一個試管嬰兒中心。從此，南部的不孕症夫婦可以不必遠赴臺北治療；劉志鴻也可以運用擔任主管的資源，建構可比擬國外、分科清楚、健全發展的婦產部，並希望成就一個可以刺激國內生殖醫學的核心。

在成大醫院的婦產部，一群年輕醫師夙夜匪懈的努力，取得很好的進展。培育成功的試管嬰兒也造福許多南部的夫婦，這些人不少成為劉志鴻的長年好友。但劉志鴻卻覺得公家醫院經費有限，辦事程序繁複。他想擴展生殖醫學中心的規模時，常無法立即增加人手或購買器材、設備，而國際上的試管嬰兒技術發展一日千里，令他感到有志難伸，非常痛苦。

他於是在民國 81 年離開成大醫院，到臺北市仁愛路開設「劉志鴻婦產專科試管嬰兒中心」，這是國內第一家以試管嬰兒為專業的診所，此後果然有很大的發揮。

赴比利時　學習單一精蟲顯微注射

民國 82 年，劉志鴻赴日本京都參加第八屆世界試管嬰兒大會，會中，比利時科學家 AC Van Steirteghem 和 Gianpiero Palermo 發表「卵內單一精蟲顯微注射」（ICSI）的新技術，這項技術對於精蟲非常稀少、品質不好，在一般試管嬰兒科技下無法授精的男性，可以用極細的針，在顯微鏡視野下操作，將一隻外型最佳的精蟲注射進入卵子，即可形成受精卵及胚胎，這項技術是世界創舉，對解決男性不孕症貢獻極大，讓不孕症治療邁入新的境界。

但這項技術發表時，因之前聞所未聞，各國醫師都懷疑將針管戳入卵子，卵子竟可存活並「發育為正常的受精卵和胚胎」，比利時科學家面對諸多質疑，回答說：「如果不信，你們可以來看！」劉志鴻深知這項技術如果屬實，對不孕夫婦是天大的福音，也是生殖科技不得了的突破。回臺北後，他立即接洽，並將他的生殖中心停業兩星期，前往比利時見證學習。

參觀當天，有各國十幾位生殖醫學中心的醫師和有興趣的科學家參加，他目睹比利時科學家全程以大銀幕播放，在顯微鏡下進行這項注射技術，也連續幾天觀察這些成功的胚胎發育，及病人成功受孕的過程。深感這真是劃時代、極為有用的技術，回國後，他立刻購買儀器設備，讓整個生殖中心全力投入研究。

自製儀器　ICSI於國內建功

不過，國外儀器非常昂貴，也無法立即取貨；國內所能提供的儀器則不夠完整、精準，連顯微注射針都要自己磨。劉志鴻因有顯微手術專長，手非常巧，於是自行組裝很初級的機器設備，並以門診淘汰的精、

卵來練習授精，練習了一個多月，在診所技術人員熬夜幫忙下，很快就技術純熟，證實不用國外進口儀器也可以做到。他立刻在門診使用，完成國內第一例以「卵內單一精蟲顯微注射」受孕成功及生育的案例，此後大加發揮，很快就完成國內頭四、五百個案例。這不僅是我國和亞洲第一，當時連美國都還沒有做到。

劉志鴻進一步治療男性無精蟲的患者，就是動手術將患者的睪丸切片或自副睪丸吸取，直接取精，再以「卵內單一精蟲顯微注射」技術，培養受精卵，並在這個領域發展出好幾個首例。讓原本不可能有孩子的夫婦，不用再借精，就可以用自己的精蟲生下小寶貝。

任台灣生殖醫學會理事長　推廣學術

劉志鴻長年擔任「台灣生殖醫學會」理事，也擔任過理事長，負責學術推廣。這個生殖醫學會成立於民國79年，成員包括國內各醫學院、醫學中心、各級醫療院所及人工協助生殖中心醫師，成立的宗旨主要在學術交流，每年定期舉辦許多學術演講及繼續教育課程，得到專科醫師廣大的合作和回響。

劉志鴻深感過去於美國、加拿大、澳洲、比利時進修時，看到歐美的醫師科學家對於新發明毫不藏私，將劃時代的生殖醫學新技術教導、推廣至全球，造福人類，令他非常感動。他也在台灣生殖醫學會舉辦的學術活動中，邀請比利時科學家多次前來演講、指導，並積極把自己的技術介紹給會員，讓全臺的男性不孕病患在北、中、南部都能方便治療。

不過，他特別指出，男性不孕患者中，精蟲不足或活動力不佳的只占三分之一，而現在有些生殖醫學中心的醫師學會「卵內單一精蟲顯微注射」技術後，對原本精蟲不是太差，不需顯微注射，即可培育試管嬰兒的男性患者，也一律施用此術，不但讓患者多花錢，且成功率多半不

及自然受精的試管嬰兒。

劉志鴻說，有時候是做得少，反而對病人好，「不能因為你會做就做！」醫療的選擇應該符合病人利益。在試管嬰兒方面日見複雜多樣的治療中，如何做對的事來幫助病人，是不孕症醫師很大的責任和挑戰。

冷凍胚胎技術　改變試管嬰兒培育面貌

有關冷凍胚胎試管嬰兒方面，他說，冷凍胚胎技術日益進步，以前採用「慢速冷凍技術」（slow freezing），每次需要幾個小時，工作負擔沈重；後來日本人 Dr. Kuwayama 發明聰明的載具，改良「快速玻璃化冷凍技術」（Vitrification），完全不需要冷凍儀，每次只要半小時就完成，更重要的是可使胚胎存活率從 60% 左右提升到 90%、甚或 95% 以上，劉志鴻認為這是對試管嬰兒治療極大的貢獻，極具原創性，且完全改變試管嬰兒治療的面貌。

國內的試管嬰兒成功率有國際一流水準，費用則比其他國家便宜很多，因此各國以觀光醫療方式前來培育試管嬰兒的病人絡繹於途。劉志鴻認為我國對這個領域的獨創貢獻還不算多，大家還須努力。不過，這麼多年來，我國在試管嬰兒、冷凍胚胎、卵內精蟲顯微注射、凍卵、著床前胚胎遺傳診斷、胚胎 24 小時監控縮時攝影、人工智慧選擇胚胎等方面，都緊隨世界領頭羊的腳步，這當然也是值得驕傲的地方。在他看來，我國的不孕症病人還算是幸福的，只是政府在全面性的不孕症醫療補助和醫療法規方面，有許多事早就該做，卻受限於社會觀念和立法效率，一直落後，殊為可惜。

畢生志業　推動試管嬰兒技術進步

劉志鴻說，三十多年來，生殖醫學飛躍成長，造福千千萬萬不孕夫

婦，他有幸參與，並成為國內點火人之一，十分幸運。經過他培育誕生的試管嬰兒已超過一萬人，其中不乏非常困難的案例。他也積極把這門尖端醫學當做畢生志業，不停推動這個領域的進步。他現任佑昇生殖中心醫師，並在臺大、成大醫學院兼任副教授，繼續春風化雨，教授生殖醫學，治療不孕症病人，及培育試管嬰兒。

5-14 國民健康署人工生殖機構許可通過名單

縣市別	院所名稱（共86家，108.12.10）	效期
基隆市	健安婦產科診所	108.09.21～111.09.20
臺北市	國立臺灣大學醫學院附設醫院	
	臺北榮民總醫院	
	中山醫療社團法人中山醫院	
	長庚醫療財團法人台北長庚紀念醫院	
	臺北醫學大學附設醫院	
	國泰醫療財團法人國泰綜合醫院	108.09.21～111.09.20
	基督復臨安息日會醫療財團法人臺安醫院	
	台灣基督長老教會馬偕醫療財團法人馬偕紀念醫院	
	國防醫學院三軍總醫院	
	新光醫療財團法人新光吳火獅紀念醫院	
	生泉婦產科診所	
	宏孕診所	107.04.28～110.04.27
	祈新婦產科診所	108.11.26～111.11.25
	愛群婦產科診所	106.04.25～109.04.24
	黃建榮婦產科診所	107.08.08～110.08.07
	王家瑋婦產科診所	108.10.03～111.10.02
	生基婦產科診所	106.03.02～109.03.01

縣市別	院所名稱（共86家，108.12.10）	效期
臺北市	君蔚婦產科診所	106.11.23～109.11.22
	臺北市立聯合醫院（仁愛院區）	107.06.11～110.06.10
	華育婦產科診所	107.10.01～110.09.30
	送子鳥11診所	107.11.26～110.11.25
	佑昇診所	108.06.20～111.06.19
新北市	醫療財團法人徐元智先生醫藥基金會亞東紀念醫院	108.09.21～111.09.20
	蔡佳璋婦幼聯合診所	
	佛教慈濟醫療財團法人台北慈濟醫院	107.05.26～110.05.25
	衛生福利部雙和醫院（委託臺北醫學大學興建經營）	106.03.01～109.02.29
	星孕國際診所	106.04.07～109.04.06
	基生婦產科診所	107.02.14～110.02.13
桃園市	長庚醫療財團法人林口長庚紀念醫院	108.09.21～111.09.20
	敏盛綜合醫院	
	宏其醫療社團法人宏其婦幼醫院	
	惠生婦產科診所	
	衛生福利部桃園醫院	108.12.28～111.12.27
新竹市	江婦產科診所	108.09.21～111.09.20
	送子鳥診所	
	台灣基督長老教會馬偕醫療財團法人新竹馬偕紀念醫院	
	林正凱好孕診所	107.09.13～110.09.12
新竹縣	艾微芙診所	107.02.18～110.02.17
	中國醫藥大學新竹附設醫院	108.05.06～111.05.05
苗栗縣	大千綜合醫院	108.09.21～111.09.20

縣市別	院所名稱（共86家，108.12.10）	效期
台中市	中國醫藥大學附設醫院	108.09.21～111.09.20
	臺中榮民總醫院	
	林新醫療社團法人林新醫院	
	童綜合醫療社團法人童綜合醫院	
	劉忠俊婦產科診所	
	美村婦產科診所	
	茂盛醫院	107.12.07～110.12.06
	中山醫學院附設醫院	108.12.21～111.12.20
	澄清綜合醫院中港院區	108.12.21～111.12.20
	大新婦產科診所	107.09.19～110.09.18
	佛教慈濟醫療財團法人台中慈濟醫院	108.05.09～111.05.08
	張帆婦產科診所	106.11.06～109.11.05
	謝耀元婦產科診所	108.11.08～111.11.07
彰化縣	彰化基督教醫療財團法人彰化基督教醫院	108.09.21～111.09.20
	博元婦產科診所	108.09.21～111.09.20
	彰化基督教醫療財團法人漢銘基督教醫院	108.09.01～111.08.31
	秀傳醫療財團法人彰濱秀傳紀念醫院	108.05.18～111.05.17
雲林縣	國立臺灣大學醫學院附設醫院雲林分院	107.06.26～110.06.25
嘉義市	嘉安婦幼診所	106.05.15～109.05.14
	戴德森醫療財團法人嘉義基督教醫院	108.09.21～111.09.20
嘉義縣	長庚醫療財團法人嘉義長庚紀念醫院	108.12.14～111.12.13
台南市	國立成功大學醫學院附設醫院	108.09.21～111.09.20
	郭綜合醫院	
	許朝欽婦產科診所	
	奇美醫療財團法人奇美醫院	

縣市別	院所名稱（共86家，108.12.10）	效期
台南市	台灣基督長老教會新樓醫療財團法人台南新樓醫院	108.09.21～111.09.20
	安安婦幼診所	106.08.26～109.08.25
	璟馨婦幼醫院	107.08.01～110.07.31
	大安婦幼醫院	108.12.09～111.12.08
高雄市	阮綜合醫療社團法人阮綜合醫院	108.09.21～111.09.20
	高雄醫學大學附設中和紀念醫院	
	健新醫院	
	張榮州婦產科診所	
	好韻診所	
	高雄榮民總醫院	
	長庚醫療財團法人高雄長庚紀念醫院	
	同喬眼科診所	
	義大醫療財團法人義大醫院	107.01.01～109.12.31
	生安婦產小兒科醫院	106.05.26～109.05.25
	生生不息婦產科診所	107.07.17～110.07.16
	義大醫療財團法人義大大昌醫院	106.03.24～109.03.23
屏東縣	屏基醫療財團法人屏東基督教醫院	107.06.16～110.06.15
宜蘭市	醫療財團法人羅許基金會羅東博愛醫院	108.09.21～111.09.20
花蓮縣	佛教慈濟醫療財團法人花蓮慈濟醫院	108.09.21～111.09.20
金門縣	衛生福利部金門醫院	107.12.11～110.12.10

6 贊助

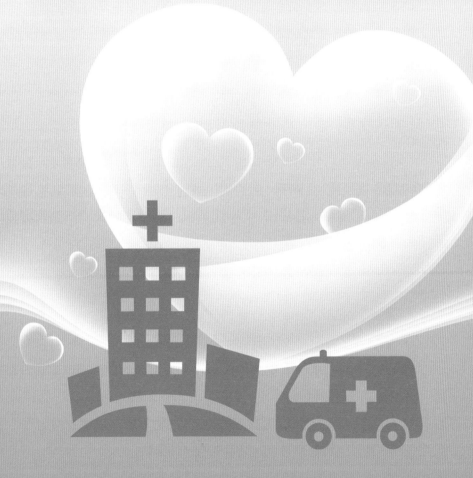

6-1 中華民國生育醫學會

　　中華民國生育醫學會（Fertility Society, Republic of China）成立於民國 79 年 9 月 22 日，會員包括國內各醫學院、醫學中心、各級醫療院所及人工生殖中心的婦產科醫師、胚胎師及諮詢員等，共有二百多位會員。30 年來，協助強化臺灣的試管嬰兒培育技術，服務臺灣的不孕夫妻，產下許多試管寶寶，可謂功德在人間。

早期理事長　多出身北榮試管嬰兒團隊

　　創會理事長為吳香達醫師，之後的理事長依序為張昇平、陳樹基、趙湘台、楊再興、李新揚，他們都出身臺北榮總，其中，吳香達、張昇平、陳樹基、趙湘台，是民國 74 年北榮成功培育國內第一例試管嬰兒的醫師。

　　中華民國生育醫學會的成立宗旨有五個重點：

① 介紹最新生殖醫學知識，討論及研究生育問題並發表論文及報告。
② 提升生殖醫學之研究、訓練和醫療水準。
③ 促進國際間生殖醫學學術文化交流，定期舉行國際學術討論會及國內定期討論會。
④ 提供生育醫學上的諮詢，設立圖書資料庫，以供查詢。
⑤ 發行生育醫學月刊，逐步提升為雜誌。

現任理事長李新揚表示，中華民國生育醫學會成立近 30 年，一直將國際上最新的生殖醫學知識介紹到國內，每年定期舉行兩、三次國內外學術研討會，邀請生殖方面的專家學者交流，吸收最新知識，也透過不斷的研究及訓練來提升國內有關生育，尤其是培育試管嬰兒方面的醫療水準。

國際間技術交流　提供生育資訊

他指出，中華民國生育醫學會舉辦的學術交流活動很多，例如民國 108 年 11 月，他到日本大阪參觀生殖醫學中心；此外，學會每年舉行兩、三次國際會議，每次都邀請數位國內外知名的學者演講，且在臺灣北、中、南部輪流舉辦，北部的會議都在臺北榮總舉行，中南部的會議在觀光飯店會議大廳舉行，研討內容摘要如下：

① 民國 97 年第二次研討會，請臺中地檢署檢察官林忠義主講「人工生殖與生命倫理」。

② 民國 98 年第一次研討會，請臺灣大學社會系副教授吳嘉苓主講「新生殖科技與性別關係」。

③ 民國 99 年第一次研討會，邀請 Dr.Clement Ho 主講「Role of LH and its Clinical Use.」（黃體成長激素的作用及其臨床用途）；Prof. Pak Chung Ho 主講「Anti-mullerian hormone in reproductive medicine.」（生殖醫學中的抗穆勒氏管荷爾蒙）及「Ovarian stimulation-challenges and opportunities.」（卵巢刺激的挑戰與機遇）。

④ 民國 99 年第二次研討會，邀請 Prefessor Soon-Chye Ng 主講「Poor responders-strategies&approachrs.」（反應不佳的策略和方法）及

「Art Where are we and where are we heading.」（人工生殖技術，我們在哪裡？我們要去哪裡？）

⑤民國 100 年第一次研討會，邀請衛生署國民健康局科長陳麗娟主講「人工生殖法實務」；Professor Atsushi Tanaka 主講「Novel methods For rescuing low-quality oocytes collected from IVF cycles.」（培育試管嬰兒週期中收集低質量卵母細胞的新方法）。

⑥民國 102 年第一次研討會，邀請陽明大學公共衛生學科暨研究所副教授雷文玫主講「代孕的倫理法律議題：代孕生殖公民審議會議的省思」；陽明大學醫學系婦產學科主任、部定副教授李新揚主講「How to optimize implantation rate in GnRHa-triggered ART cycies:toward an OHSS free clinic.」（如何在腦下垂體阻斷素觸發的人工生殖技術週期中優化植入率：走向無卵巢過度刺激症候群的診所。）

⑦民國 102 年第三次研討會，邀請陽明大學醫學系泌尿科教授黃志賢主講「因精索靜脈曲張及寡精症導致男性不孕的處理」；高雄榮總婦產部生殖內分泌科主任崔冠濠主講「子宮鏡在生殖醫學的應用」。

⑧民國 103 年第一次研討會，邀請臺北大學法律專任助理教授官曉薇主講「代理孕母法律爭議縱橫談」。

⑨民國 107 年第二次研討會，邀請陽明大學醫學系婦產學科講師何積泓主講「高齡婦女人工生殖療程的身體、心理、倫理與法律問題」。

⑩民國 108 年第一次學術研討會，邀請陽明大學醫學系婦產學科講師何積泓主講「基因編輯嬰兒的倫理、心理及法律問題」。

官網影片　推廣友善試管療程

　　中華民國生育醫學會現任理事長李新揚是國立陽明大學臨床醫學研究所博士，美國約翰·霍普金斯大學醫學院博士後研究，歷任臺北榮總、中山醫院、佑昇生殖中心不孕科主任或主治醫師；現任國立陽明大學醫學系副教授。

　　中華民國生育醫學會針對「不孕症及試管嬰兒的培育」，以影片在官網提出說明，片名為「醫療新趨勢，友善的試管療程」，片頭寫著：「僅三針許一寶、護理師打真好」，影片開頭就說明了現代社會不孕症的眾多原因，如下：

　　隨著生活節奏加快，工作壓力增加，環境的惡化和飲食結構的改變等，造成一些夫妻面臨不孕症的困擾。

　　正式統計顯示，每七對夫妻就有一對不孕，近年並有越來越高的趨勢，原因除了跟晚婚有關之外，第二個因素可能跟環境荷爾蒙息息相關，像是經常喝手搖杯飲料，或熱的食物裝在塑膠袋裡面等生活習慣，都可能將塑化劑吃進肚。塑化劑裡面含有植物性荷爾蒙，恐會影響排卵的能力。

不孕夫妻走對路　可以擁有孩子

　　不過，不孕並非無法受孕，而是比起一般人「不易受孕」，只要及早尋求正確管道的幫助，還是可以擁有自己的孩子。

　　李新揚理事長在片中指出，現代社會不孕症的原因，主要是晚婚，及太晚開始想要生育，而婦女到了 40 歲以上，卵子的品質比較差，卵子數量也比較少；另一個原因是環境的汙染，像我們環境中許多塑化劑等等，容易造成卵子跟精子品質的受損，導致胚胎品質不良，無法成功的懷孕。根據衛生福利部國民健康署統計，臺灣試管嬰兒出生數，佔總

新生兒出生數的比例屢創新高，過去十年增加為 2.3 倍，其中每十對不孕夫妻中，約有五對不孕夫妻會選擇人工生殖醫療技術受孕，包括人工授精和試管嬰兒，且逐年增加中。

李新揚說：「在不孕夫妻進入試管療程的時候，接受治療的女性覺得最痛苦的，就是要打許多針，於是我們發展出一個新的、很好的方法，只要打三到五針，而且取卵數一樣的多。在以前，需要回診三到四次，新的方法只要回診大概一次就可以進行取卵，這種方法可以讓病患少打很多針、回診很少次，是對病患非常友善的醫療辦法。」

培育試管嬰兒新方法　少打針少回診

為了讓不孕女性患者少受點苦，李新揚將現有方法進行改良，讓前往求子的夫婦們更能輕鬆減少痛苦，此研究成果於國際期刊《生殖生物學及內分泌學》（Endocrinology）刊登，也幫助許多想求子的夫妻順利懷上屬於自己的孩子。

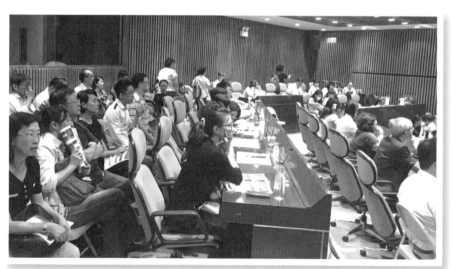

▲中華民國生育醫學會舉辦學術會議情形。（中華民國生育醫學會／提供）

　　片中，一位準媽媽蕭女士分享經驗說，前後兩胎比較，頭胎打了 34 針，第二胎只打了 6 針。

　　她說，第一次培育試管嬰兒的時候，她還是個上班族，當時的傳統療法就是每天都要打針，對濾泡監控比較密集，所以常常要跑醫院。「我記得我最高紀錄是一個星期抽了四次血；但這次回來，我很驚訝，就是打針的次數跟回診抽血的次數都少了很多。」「對我來說，看診的次數減少很多，其實滿方便的。」

　　李新揚結論指出，不孕夫妻求子的過程相當辛苦，他鼓勵每一對不孕的夫婦永不放棄，「你們非常的努力，積極的嘗試懷孕，經過醫生幫助注意各項細節，好好的做各項重點工作，我想最後一定會成功，能夠順利圓夢，帶回健康的寶寶。」

6-2 台灣生殖醫學會

「台灣生殖醫學會」成員涵蓋臺灣各醫學院、醫學中心、各級醫療院所的人工生殖中心人員。成立之初，正值試管嬰兒生殖科技大步邁進，來自各醫院的醫師們，難能可貴地捐棄成見，有教無類，促成積極的學術交流，30年來助孕產子無數，成效恢宏。

　　「台灣生殖醫學會」原名「中華民國不孕症醫學會」，成立於民國79年7月，於民國89年12月更名迄今。

宋永魁任首屆理事長　如今近四百名會員

　　創會會員中，以當時的長庚醫院婦產部主任宋永魁和高雄醫學大學附設醫院婦產科主任李昭男教授最資深，早在民國七〇年代，培育試管嬰兒的名醫李茂盛、劉志鴻、楊友仕及何弘能等即建議由宋永魁擔任發起人，申請組織有關不孕症的醫學會，經向內政部申請，籌備順利，並展開運作。

　　成立大會在長庚醫院第一會議室舉辦，特邀臺大醫院婦產部主任李鎡堯教授與臺北醫學院前校長徐千田教授等前輩參加。當選第一屆理事與監事的有：宋永魁、李昭男、李茂盛、劉志鴻、何弘能、楊友仕、李國光、蔡鴻德、潘世斌、張旭陽、曾啟瑞、張明揚及張榮州等醫師，並由宋永魁擔任首任理事長。

　　如今的會員來自臺大醫院、三軍總醫院、林口長庚醫院、臺北榮總、臺北長庚醫院、高雄長庚醫院、臺北醫大、馬偕醫院、新光醫院、中國

醫大、中山醫大、臺中榮總、茂盛醫院、成大醫院、奇美醫院、嘉義長庚、高雄醫大、高雄榮總及一些私人診所，包括二百多位醫師、加上胚胎師和諮詢師，共有近四百名會員。

　　歷任理事長包括宋永魁、李茂盛、楊友仕、曾啟瑞、蔡鴻德、李國光、張明揚、劉志鴻、何弘能、黃建榮、陳信孚、黃泓淵、陳思原、武國璋、黃富仁等醫師。

三大宗旨六項任務　貢獻良多

　　台灣生殖醫學會的宗旨有三：

① 促進不孕症及生殖內分泌醫學之發展與研究。
② 增進會員及國內外有關學術團體、各公私立醫院之聯繫及合作。
③ 提升我國生殖醫學的醫療水準。

　　基於建會宗旨，台灣生殖醫學會擬定六項任務：

① 定期舉行學術演講及研討會：包括一年一次的年會、一年三次的
　　學術研討會，邀請國內外知名學者專家演講。
② 參加國際生殖及不孕症醫學之會議及活動：包括歐洲生殖醫學年
　　會和美國生殖醫學年會，掌握人工生殖技術知識。並爭取主辦國
　　際性不孕症暨生殖內分泌相關會議。
③ 出版有關生殖及不孕症醫學的學術論文、雜誌、書刊。
④ 協助會員間的經驗交流、合作及繼續教育。包括協助有關不孕症
　　暨生殖內分泌醫學研究，推行聯合研究計畫。
⑤ 配合政府研擬及推行生殖醫學相關之業務。包括「人工生殖法」

之修訂及「代孕人工生殖法」之訂立。

⑥其他有關生殖及不孕症醫學發展事項。包括加強病人衛教，建全
網站資訊。

積極推動國際交流　邀請大師演講

歷年來，學會積極推動國際學會交流活動，曾邀請英國教授霍華
德‧雅各布斯教授（Howard S. Jacobs）演講。也邀請紐約康乃爾大學劉
歐洪清教授多次回國指導人工生殖科技的改善方案，劉歐教授畢業於臺
灣師範大學生物系，後赴美深造，成為胚胎學家。

最特別的是邀請到抗戰時的前飛虎隊飛行員 Samuel S. C. Yen 來臺
演講，他是加州大學聖地亞哥分校（UCSD）生殖醫學系前主席，原來
在香港念大學，後來到美國讀醫學院，當上婦產科醫師，在聖地牙哥鑽
研生殖內分泌學，成為國際學者，還寫了生殖內分泌學的教科書。

Samuel S. C.Yen 的演講內容是關於 RU 486 應用於流產以外的治療，
以及多囊性卵巢症候群（PCO）醫療在 1991 年的最新發展。當天的演
講者還有臺灣生殖醫學界主要代表彭明聰教授、成大醫院婦產部主任劉
志鴻醫師、臺大醫院婦產部楊友仕醫師、高雄醫學院婦產部蘇鈞煌醫師，
及臺北榮總婦產部陳樹基醫師。

推動我國加入IFFS　在國際發聲

有關將臺灣的不孕症醫學帶進國際，緣起於宋永魁早在民國 72 年
首次參加「世界生育與絕育學會」（IFFS）在愛爾蘭首都都柏林舉辦的
第 11 屆大會，並發表論文。回國後，他向臺灣婦產科醫學會的理事長
報告，建議我國加入該學會。民國 75 年，由李鎡堯教授填寫申請單，
由臺灣婦產科醫學會組團參加第 12 屆在新加坡舉辦的大會。民國 79 年，

世界生育與絕育學會的第 13 屆大會在巴黎舉辦，　這一年，「中華民國
不孕症醫學會」（「台灣生殖醫學會」前身）成立，宋永魁擔任理事長，
我國正式申請加入「世界生育與絕育學會」。

　　民國 81 年第 14 屆大會在委內瑞拉首都卡拉卡斯舉行，會後宋永魁
邀請重要的醫師來臺灣演講，進行交流。宋永魁在 IFFS 理事任內，曾
替該學會在大陸的廣州、杭州舉辦過學習班。民國 87 年，「世界生育
與絕育學會」在舊金山舉辦，他在大會中爭取 IFFS 到臺灣舉辦 2004 年
大會，可惜功敗垂成。我國從民國 87 年至 95 年在「世界生育與絕育學
會」擔任理事國，96 年起至 99 被選為學術委員會國家。

　　雖然我國對「世界生育與絕育學會」貢獻良多，後因會籍問題，目
前參與較少。

參與立法、推動學研　歷屆理事長貢獻多

　　特別值得一述的是，學會對政府生育政策的制定扮演重要角色，主
要貢獻為參與起草《人工生殖法》的子法《人工生殖管理辦法》。此事
肇因於國民健康署為起草此法，組織了「人工生殖諮詢委員會」，台灣
生殖醫學會及中華民國生育醫學會理事長都受聘為委員，參與起草。《人
工生殖管理辦法》對捐精、捐卵、代理孕母等都有規定，其中李國光醫
師對生殖管理辦法特別感興趣，貢獻良多。

　　依法，人工生殖機構必須經過評鑑才能設置，於 3-6 年間通過認證
許可。其中，「生殖中心評鑑及輔導委員會」的委員，由衛福部國健署
選聘全國專家菁英擔任，到各地醫院評鑑該院是否有能力執行試管嬰兒
培育技術。另外，一旦病人要執行試管嬰兒培育，也需要登入衛福部國
健署系統。

　　歷屆理事長對人工生殖貢獻都很多，例如楊友仕、蔡鴻德於民國 83

年帶領會員去比利時學習「卵內單一精蟲顯微注射」（ICSI）；曾啟瑞推動我國加入「亞太生殖醫學會」（ASPIRE）；李國光推動單胚移植及代孕法案等；李茂盛、劉志鴻、黃泓淵等規劃學術新知教育及重大政策；現任理事長黃富仁也積極和國健署一同推動有關「人工生殖胚胎實驗室品質管理指引」、「高齡實施人工生殖規範」和「兄弟姐妹精卵捐贈」條文的修訂。

年會內容豐富　提供最新資訊

年會規模很大，每次長達一天半，內容包括：論文發表、外賓專題演講、介紹臨床和基礎科學的獲獎論文等。至於每年的年會暨擴大學術研討會，在臺灣北、中、南部輪流舉辦，會期一天，參加者可獲得教育部承認的教育學分。由於婦產專科醫師每六年須換證一次、不孕症醫師每三年換證一次、胚胎師和諮詢師每三年換證一次，教育學分對換證是必需的，會員只要踴躍參加這些活動就可以獲得相當多醫學新知和教育學分。

台灣生殖醫學會每年也不定期舉行特別演講，舉辦人工生殖技術執行指引的共識討論會。

學會任重道遠　盼成員持續年輕化

現任理事長黃富仁醫師表示，台灣生殖醫學會是一個負有任重道遠之心，積極推動尖端生殖醫學的醫療團體，希望未來能在成員組成上持續年輕化，讓更多從事人工生殖技術的年輕醫師、胚胎師和諮詢師加入醫學會；學會內也將成立人工生殖胚胎實驗室品質管理諮詢委員會，幫助更多會員提升實驗室的品質和管理，藉此讓醫師、胚胎師會員及我國的人工生殖技術，更大步的和國際一流生殖中心接軌。

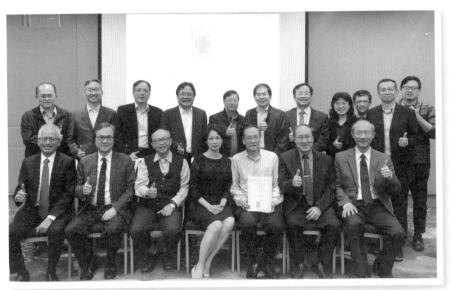

▲台灣生殖醫學會於民國98年11月20日舉辦薛人望教授（前右三）演講，與會人員合影，薛人望是史丹佛大學醫學院附屬婦產科教授。（台灣生殖醫學會／提供）

7 總結

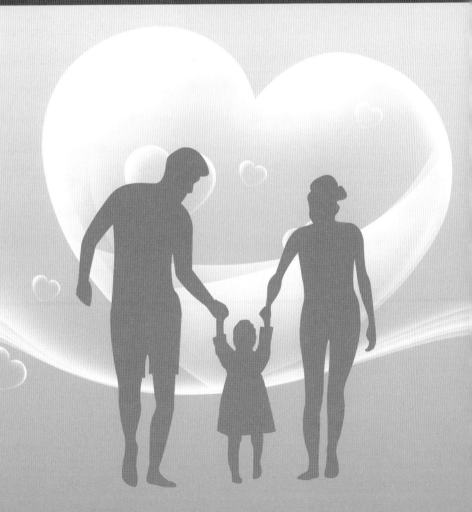

7-1 整體成就及展望

　　自從全球首例試管嬰兒露薏絲・布朗誕生，42 年來，全球已培育 800 萬名試管嬰兒。我國第一例試管嬰兒張小弟誕生於民國 74 年，今年 35 歲。如今國內每年誕生近萬名試管嬰兒，平均每誕生百名嬰兒，就有四、五個是試管嬰兒。正因為這樣的偉大成就，20 世紀末有一期《Time》（時代雜誌）的封面故事曾預告：〈生殖醫學是 21 世紀的重要產業〉。

　　很難想像，露薏絲・布朗誕生那幾年，全世界許多人還認為「培育試管嬰兒是代行上帝的工作」，質疑「人類怎麼可以代行上帝之事？」可是培育全球第一例試管嬰兒成功的羅伯特・愛德華茲（Roberts G. Edwards）創立的博恩堂診所（Bourn Hall）門前，卻是大排長龍，來自世界各地的不孕夫婦紛紛趕往求子，顯示這項新科技的真實價值。

42年過去　生殖醫學大放異彩

　　曾經參與臺北榮總培育張小弟成功的陳樹基大夫說得好：「生命的神奇，令人驚歎，人類絕對沒有能力代行上帝之事，我們只是把上帝一時照顧不到的小細節補上。」

　　回顧露薏絲・布朗誕生的年代，生殖醫學才剛起步，培育試管嬰兒的成功率極低，如今的生殖醫學和生物技術發展則已大放異彩。例如最初培育試管嬰兒時，並無把握讓精卵結合，即使形成胚胎，也不見得發

展得很好。等到我國培育出第一個試管嬰兒時，將胚胎植入子宮的懷孕率還只有 20%，現在則可以達到五、六成，有些生殖醫學中心甚至可以做到懷孕率達到七成。

根據國民健康署針對國內當年核可人工生殖機構所做統計，民國 87 年，全年培育試管嬰兒的夫妻共有 7,146 個治療週期數，其中活產週期數為 1,585 週期，活產嬰兒 2,317 人。至民國 106 年，全年培育試管嬰兒的夫妻有 37,849 個治療週期數，其中活產週期數為 7,654 週期，活產嬰兒 9,590 人。由此可見，接受試管嬰兒培育的不孕夫妻人數及誕生的試管嬰兒人數，成長了約五倍，以民國 106 年為例，等於創造了九千多個人類生命，造福七千多個家庭。

提高試管嬰兒成功率　醫界努力方向

不過，培育試管嬰兒的療程中，即使胚胎著床成功而懷孕，之後流產的也不少。所以，懷孕並不代表可以生下試管嬰兒。至於「看起來很好的胚胎，為什麼不能懷孕？」或是「既已懷孕，為什麼流產？」這是培育試管嬰兒失敗的不孕夫婦們經常詢問的問題。檢討起來，可能是因為醫師檢視胚胎健不健康時，只是自顯微鏡下觀察胚胎的外表正不正常；至於胚胎內部的細胞質如何，包括基因、染色體是否正常，從外觀無法看出來。

如今，自著床前胚胎切片檢查（PGS），已經可以解決小部分的問題，但大部分問題仍未解決。所以，如何提高胚胎的懷孕率及生育成功率，是醫界未來培育試管嬰兒應努力的方向。

另外一個應重視的問題，是人口負成長導至高齡化社會的問題。人口之所以負成長，是因為許多夫妻不肯生育或不肯多生育孩子；但尋求試管嬰兒治療的不孕症患者態度不同，他們是想生育但做不到，

後經人工生殖技術協助才誕生孩子。培育試管嬰兒的技術，成為增加人口的利器。

政府補助培育試管嬰兒　可增加人口

然而，培育試管嬰兒的費用卻不便宜，健保又不給付，每培育一次，至少要花費 15 萬元。一般人可能以為欲培育試管嬰兒的不孕夫婦都是有錢人，其實不然，而且多數都是小康家庭，所以常在植入胚胎失敗一、兩次後，就打退堂鼓了。在此前提下，政府如能編列預算補助培育試管嬰兒，將可鼓舞不孕夫妻努力「做人」，實際增加人口，減緩高齡化社會的壓力。

培育試管嬰兒還有產生多胞胎比率過高的問題。原因是培育試管嬰兒時，因將胚胎植入母體未必著床成功，且成功率不及五成，所以早年都會多植入母體幾個胚胎，以提高著床懷孕機率，但有些人卻是每個胚胎都著床成功，或是著床的胚胎發育為雙胞胎或多胞胎。

早年，人們都對雙胞胎充滿好奇，覺得同卵雙胞胎長得一模一樣，無論外觀或互動情況都令人感覺新鮮有趣，且一舉得兩子，省事不少；如果懷了三胞胎，更令人驚豔；但如今，醫界務實的認為懷單胞胎最健康平安。

多胞胎後遺症多　應儘量避免

根據婦產科醫師多年臨床經驗，懷多胞胎的母親，有體能負擔過重的問題，甚至造成妊娠毒血症，母子命危，甚至喪命；又因母親子宮容量有限，懷多胞胎往往造成早產及嬰兒體重過輕的問題。因此在生殖醫學領域，已將多胞胎懷孕列為生殖技術的併發症，應儘量避免，同時倡議單胚植入，即 Single Embryo Transfer（SET）。

　　一般而言，早產三週以內，嬰兒體重達兩千公克以上，還算健康；如果早產在三週以上，嬰兒體重不到兩千公克，則需住進小兒科加護病房，每人平均達 42 天。尤其所謂的巴掌仙子，體積不到一般新生兒的一半，即使存活，很多也留下後遺症，包括視力、聽力不佳、學習障礙，甚至腦性麻痺等，需要多年復健。所以現在醫界對不到高齡的不孕婦女，於培育試管嬰兒時，已不主張多植入幾個胚胎到母體，寧可只植入一個胚胎，失敗後重來，也不要產生多胞胎。

　　衛福部國民健康署對人工生殖機構的評鑑工作，其中一項是對機構為 35 歲以下婦女培育試管嬰兒時，將是否植入兩個胚胎以上，列為評分參考，就是不希望造成多胞胎的風險。

既然同婚合法　即應開放代理孕母

　　再談一項敏感的問題，即社會中存在爭議的「同志」、「同婚」問題。同性戀是生物普遍存在的現象，民國 108 年 5 月 17 日，我國已成為亞洲第一個同婚合法化的國家。既然同婚合法，就應面對同婚者無法生育的問題，而解決之道便是經由代理孕母，以試管嬰兒方式培育下一代。而代理孕母在國內尚屬非法，須至國外施行，且花費不貲，這些都須修法或立法解決。

　　還有一事很重要，就是女性過了 40 歲，生育能力已不到一成，換句話說，多數女性過了 40 歲即無法生育，即使發願培育試管嬰兒，也要花很多金錢和時間，經歷許多失敗才能成功。這便是某些女性在三十多歲時便至醫院凍卵，留下年輕時的卵子備用的原因。然而，現在社會中普遍晚婚，女性力拚事業而耽誤生育的很多，許多女性又不知道自己在生育方面已大幅走下坡，故希望女性朋友到了 35 歲如果還不能安排生育，即應趕快赴醫凍卵，保留生機。

經胚胎篩減技術　達到優生目的

　　此外，人類發展試管嬰兒技術，除了是幫上帝照顧到一些照顧不到地方，而使試管寶寶誕生之外，另有新的發展。也就是說，發展試管人工生殖醫學不僅是單純的將精卵送作堆，而且已經走進優生學領域。例如會代代遺傳的「地中海型貧血」，有些父母不願把問題再遺傳給下一代，即可透過試管嬰兒技術，進行胚胎切片檢查，將含有家族遺傳疾病的胚胎篩除，選擇完全健康的胚胎植入母體。從此，後代就不會再遺傳「地中海型貧血」，達到優生學的目的。可預見的未來，還會有更多遺傳疾病會被篩除。

　　最後談「胚胎幹細胞」的醫療潛力，1960 年代，加拿大科學家恩尼斯特・莫科洛克（Ernest A. McCulloch）與詹姆士・堤爾（James Till）在多倫多大學開啟了研究幹細胞的大門，再生醫學領域開始快速發展。其中，自培育試管嬰兒的前期過程，即可培育出許多胚胎，胚胎中含有胚胎幹細胞，這種細胞的功能是建造體內所有的器官和組織，如血液、骨骼、皮膚、大腦等等，但因醫學倫理問題而被禁止使用，如今只能從其他來源的幹細胞，如血液、臍帶、骨髓幹細胞等來進行體內的修復治療，未來或可進一步重建人體器官。

幹細胞再生功能　開展醫療新方向

　　幹細胞並具有低免疫原性與較強的體外增殖能力，因此不需經過配型驗證，即可「一人存儲，全家都能使用」。包括幫父母親修復年老的器官損傷、調節泌尿生殖系統；幫母親臉部美容、修復產後損傷、修復卵巢損傷，讓卵巢年輕化；還能延緩衰老、改善更年期綜合症等等。

　　雖然美國的國家衛生研究院指出，「重要的技術障礙仍然存在，且

需多年集中研究才能克服。」但已為再生醫療領域發展開闢新的途徑。

　　有關運用幹細胞治療不孕症方面，針對無精蟲的男性或卵巢早衰無法排卵的女性，理論上應該可以透過幹細胞的培養分化，形成精蟲及卵子，目前動物實驗已經成功，所以不久的將來，無精、卵的夫妻或許也能因為創新的科技而重生精、卵。

　　由於生殖醫學及其進一步的再生醫學的發展，為醫療領域帶來全新的視野和研究方向，期盼未來經由各研究領域的整合，為人類的生存及健康再創更大的進步和空間。

國家圖書館出版品預行編目 (CIP) 資料

生命科學的奇蹟：臺灣試管嬰兒發展史 / 陳樹基作；李漢昌，呂明瑾
採訪撰稿 . -- 初版 . -- 臺北市：有故事，民 109.03
　　面；　　公分

ISBN　978-986-95921-6-1（平裝）

1. 試管嬰兒　2. 人工生殖

417.1263　　　　　　　　　　　　　　　　　　　　　　109001286

生命科學的奇蹟
臺灣試管嬰兒發展史

作　　者／陳樹基

採訪撰稿／李漢昌、呂明瑾

照片提供／陳樹基、張昇平、李漢昌、中華民國生育醫學會、台灣生殖醫學會

發 行 人／邱文通

主　　編／李漢昌

編製統籌／鍾佳陽

封面設計／邱子喬

內文編排／王麗鈴

行銷企劃／賴婉玲、林姮聿

出 版 者／有故事股份有限公司

地　　址／臺北市信義區基隆路一段 178 號 12 樓

電　　話／（02）2765-2000 # 5171

傳　　真／（02）2756-8879

公司網址／www.ustory.com.tw

印　　刷／宗祐印刷公司

總 經 銷／大和書報股份有限公司

出版日期／109 年 3 月　初版一刷

定　　價／380 元